Hans Gerhard Wicklein

Kleine Einführung in die Energetische Spagyrik –
Herkunft, Wirkweise, Anwendung

Hans Gerhard Wicklein

Kleine Einführung in die Energetische Spagyrik - Herkunft, Wirkweise, Anwendung

Books on Demand BoD

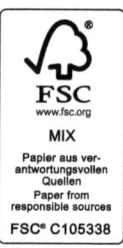

Bibliografische Information der Deutschen Nationalbibliothek:
Die Deutsche Nationalbibliothek verzeichnet diese Publikation
in der Deutschen Nationalbibliografie; detaillierte bibliografische
Daten sind im Internet über http://dnb.dnb.de abrufbar.

https://spagyrikakademie.at
3. Auflage 2020
Herstellung und Verlag:
BoD - Books on Demand, Norderstedt
Gestaltung, Grafiken und Fotos: Hans Gerhard Wicklein

ISBN: 9783751903097

ÜBER DIESES BUCH

Dieses Buch in dritter Auflage ist eine kleine Einführung in die Energetische Spagyrik, für Ärzte, Heilpraktiker, Therapeuten und Selbstheiler, vor allem für diejenigen, die von Spagyrik noch nie etwas gehört haben. Es führt den Leser in moderner, sachlicher Sprache in eine wunderbare, alchemistische und hochwirksame, alternativ-medizinische Heilweise ein.

INHALT

PROLOG

Die Spagyrik ist kein homogener Bereich einer besonderen Therapie mittels Pflanzen. Gemäß einer Vielzahl von alten Schriften kann sie ganz unterschiedlich interpretiert und hergestellt werden. Jeder Produzent von Spagyrika verfolgt so seine eigene Philosophie und schafft sein eigenes System, bei manchen abgeschlossen wie eine Religionsgemeinschaft, bei anderen bis zu einem gewissen Grad so offen, damit es sich auch mit anderen Systemen kombinieren lässt.

Dass ich vorwiegend (aber nicht ausschließlich!) mit der *ionis* Spagyrik arbeite, hat einzig und allein seinen Grund darin, dass dieser Kärntner Hersteller nach meinem Ermessen und meiner fachlichen Kenntnis aktuell über die besten Destillate (spagyrische Produkte) verfügt, ganz abgesehen von der Vielzahl der Essenzen die *ionis* bietet.

WAS IST SPAGYRIK,
WOHER KOMMT SIE?

Spagyrik ist vorweggegriffen erst einmal eine ganz besondere Form der Pflanzenheilkunde, untergeordnet aber auch der Mineralheilkunde. Der Begriff *Spagyrik* stammt aus dem Griechischen und bedeutet übertragen *Trennen* und *Vereinen*. Das heißt im Wort selbst steckt schon ein ganz wesentlicher Teil der Herstellung von Spagyrik (siehe dazu Abbildung Nr. 1): Die Pflanze wird einem Sterbe- und Auflösungsprozess zugeführt, mittels Vergärung, Destillation und Veraschung der Reste trennen sich nach und nach *Geist, Seele* und *Körper*.

Bei der Vergärung trennt sich der Pflanzengeist und transmutiert [1] im Alkohol, zugeordnet dem alchemistischen [2] Prinzip *Merkur*. Bei der Destillation trennt sich die Pflanzenseele und transmutiert im ätherischen Öl, zugeordnet dem Prinzip *Sulfur*. Bei der Veraschung (Verbrennung der Reste bei über 500 Grad Celsius) löst sich der Körper auf und transmutiert im anorganischen Mineralsalz, zugeordnet dem Prinzip *Sal*.

Am Ende der Produktion einer spagyrischen Essenz - bei *ionis* heißt sie *Spagyrische Urtinktur* - werden alle Teile wieder zusammengeführt, man spricht von der *Chymischen Hochzeit*. Ein wahrlich *alchemistischer* Prozess, weil mit diesem Verfahren nach uns verborgenen kosmischen Gesetzen etwas ganz

[1] *Transmutation* ist die Umwandlung eines chemischen Elementes in ein anderes. Die historischen Alchemisten bezeichneten damit die angestrebte Verwandlung unedler Metalle in Gold oder Silber. Hier bedeutet es im übertragenen Sinne, dass durch diesen Prozess der Geist seine energetische Struktur gänzlich ändert
[2] *Alchemie* ist u.a. die mystische, allumfassende Vorläufer-Wissenschaft der (materialistischen) anorganischen Chemie

Magisches passiert. Die Heilkräfte der Pflanze haben sich vervielfacht, aber nicht nur, der Pflanzengeist ist gereinigt und vollkommener wieder auferstanden. Dem Leser mag das esoterisch anmuten, aber es verhält sich genauso. Die spagyrische Essenz *lebt* so wie einmal die ganze Pflanze *lebte,* jedoch auf einer viel höheren geistigen Ebene.

Wer sehr intensiv und viel mit Spagyrik arbeitet, weiß das, zweifelt keinen Moment daran. Wissenschaftlich ausge-drückt könnte man sagen: Spagyrische Destillate setzen täglich die Spukhaftigkeit der Quantenphysik um. In spagyrischen Mischungen mit verminderten Dosierungen wirkt Spagyrik nicht nur körperlich, sondern auch *algorithmisch psychogen.*

Die Spagyrik geht im Wesentlichen auf den Arzt, Mystiker, Theologen, Astrologen und natürlich Alchemisten *Paracelsus* (Theophrastus Bombast von Hohenheim) zurück, aber er war natürlich nicht der *Erfinder* der Spagyrik.

Paracelsus wurde im Jahr 1493 in der Schweiz als Sohn eines bescheidenen Landarztes geboren. Er studierte an mehreren europäischen Universitäten Medizin und promovierte in Ferrara. Nach dem frühen Tod seiner Mutter siedelten Vater und Sohn nach Villach um. Paracelsus wurde in eine Zeit des großen Um- und Aufbruchs hineingeboren. Damals standen übrigens astrologisch Saturn, Pluto und Uranus exakt gleich zu unserer heutigen Transformation (2020). Zeitgenossen von ihm waren Martin Luther, Nikolaus Kopernikus, Nostradamus, Leonardo da Vinci, Michelangelo, Dürer und andere. Der Geist des Neuen hatte eben das Mittelalter beendet und machte den alten, verkrusteten Machtsystemen enorm zu schaffen. Jetzt wurde auch die aus dem arabischen Raum stammende *Alchemie* ins Lateinische übersetzt und wissensdurstigen Geistern wie

Paracelsus zugänglich gemacht. Schnell machte er sich mit allen verfügbaren Schriften vertraut und strickte deren Geist weiter.

Die eigentlichen und gesicherten Wurzeln der Alchemie liegen in der Antike (Aristoteles) und im alten Ägypten. In der Alchemie spielt die Technik des *Trennens* uns *Vereinens* von Stoffen eine entscheidende Rolle, was durch die Destillation noch einmal auf eine ganz andere Ebene gehoben wurde. Interessanterweise finden sich die ältesten Hinweise über diese Technik in Mesopotamien, rund 3.500 Jahre vor Christus. Man könnte also darüber spekulieren, ob nicht auch hier das alte Indien die wahre Wiege der Alchemie sein könnte.

Wie im Altertum Spagyrik hergestellt wurde, ist nicht bekannt. Paracelsus hingegen hat ein umfangreiches schriftliches Werk hinterlassen, wenn auch in einer Sprache, die für heutige Laien schwer zugänglich ist. *Paracelsusmedizin* ist nicht gleich Spagyrik. Letztere machte nur einen kleinen Teil seiner Forschungen aus. Vor allem die Metalle hatten es ihm angetan, durfte er doch schon sehr früh durch die Beziehungen seines Vaters „metallurgisch" arbeiten und forschen.

Eines der großen Verdienste von Paracelsus war die Überzeugung, dass *die* Ursache (aller Ursachen) einer jeden Erkrankung immer eine *geistige* war. Er legte dies in seiner Lehre der *5 Entien*[3] dar – eine äußerst revolutionäre Auffassung, steckte doch die Medizin noch tief in der mittelalterlichen Lehre der „falschen Körpersäfte" mit organischen Zusammenhängen, die anatomisch nicht „falscher" hätten sein können. Paracelsus' Lehre war damals so wie heute eine moderne, außeruniversitäre Physik, die postuliert, dass feinstoffliches Bewusstsein in die wissenschaftliche Lehre und Forschung einbezogen werden muss.

[3] Olaf Rippe u.a., Paracelsusmedizin – Altes Wissen in der Heilkunst von heute, AT Verlag 2016

Trotz legendärer Heilerfolge, oder vielleicht auch genau deshalb, schuf er sich unter renommierten Medizinern und Apothekern viele erbitterte Feinde. Paracelsus war alles andere als ein galanter Diplomat. Kleinwüchsig, buckelig, stotternd, verletzend, provozierend, eher den Armen zugewandt, sparte er nicht mit beißender Kritik an bestehenden Verhältnissen. Dass er von einfachen Bauern und Badern lernte, durch sie zum Beispiel der Signaturenlehre₄ den Rang verschaffte, der ihr tatsächlich gebührt, brachte ihm lediglich Spott und Verachtung ein. Man sagte ihm auch nach, ständig betrunken gewesen zu sein. Er trank gerne in Gesellschaft des „Pöbels", keine Frage, es darf aber angenommen werden, dass einige „Räusche" eher durch pflanzliche Drogen verursacht waren. Paracelsus war ein Besessener, er wollte jede entworfene Medizin selbst ausprobieren, bevor er sie jemanden verordnete. In dem berühmten Film *Der Medicus* ist die damalige Zeit ganz hervorragend eingefangen. Er spielt im alten Persien und die dortige Rolle der angesehenen jüdischen Ärzte in der arabischen Welt betraf auch die Weitergabe der Alchemie.

Hätte Paracelsus nicht so viele Gönner um sich geschart, wäre er wegen seiner magischen Rezepturen, seiner *Arkana,* eines Tages sehr wahrscheinlich wie sein Bewunderer Giordano Bruno auf dem Scheiterhaufen verbrannt worden. Dennoch musste er immer wieder in andere Städte fliehen, als wandernder Arzt sein Geld verdienen. Kurz vor seinem Tod war er sehr verbittert darüber, nie seine Heimat und die ihm gebührende Anerkennung gefunden zu haben – kein Verlag wollte seine Bücher mehr drucken –, obwohl er schon zu Lebzeiten wusste, dass sein Ruf unvergänglich sein würde. Paracelsus starb 1541 im

---

₄ Selbst Hahnemann, der Begründer der Homöopathie, lehnte selbst als erklärter Paracelsist trotzdem die Signaturenlehre ab

Alter von nur 48 Jahren in Salzburg. Die Todesursache ist nicht gesichert. Man kann aber davon ausgehen, dass er ermordet, erschlagen wurde. Eine forensische Untersuchung seines Schädels in den 1960er Jahren kam zu diesem Schluss. Endlich war das medizinische Establishment diesen unbe-quemen Aufrührer los. Es dauerte nicht lange und seine Schriften wurden von der Kirche verboten. Seine Anhänger aber waren zu viele und sein Werk zu kostbar, als dass sich die Ächtung hätte lange aufrechterhalten lassen. Paracelsus' Lehren sind so vielschichtig, so verzweigt, so speziell und dennoch universell, dass die praktische Anwendung seiner Alchemie heute - in einer durch und durch materialistischen (geistlosen) Zeit - nur noch facettenhaft umgesetzt werden kann. Ganz abgesehen davon, dass er - wie andere Alchemisten auch - ganz bewusst in seinen Schriften viele Stellen unvollständig ließ. Es durfte nicht alles preisgegeben werden.

Nach Paracelsus setzte der Apotheker *Johann Rudolph Glauber* (1604-1670) die spagyrischen Forschungen intensiv fort. Unsere angewandte Spagyrik ist heute praktisch mehr von Glauber als von Paracelsus durchdrungen.

Der englische Arzt und Apotheker *Nicholas Culpeper* (1616-1654), ebenfalls ein ausgewiesener Paracelsist, vertiefte die Verbindung der Spagyrik mit der Astrologie. Seine Heilansätze sind für jeden astrologisch arbeitenden Spagyriker heute noch besonders wertvoll.

Das reiche Wissen der Spagyrik verschwand mit der Aufklärung im 18. Jahrhundert erst einmal in den Bibliotheken und ruhte dort, bis im 19. Jahrhundert Forscher wie *Johann Gottlieb Rademacher, Cesare Mattei, Theodor Krauß* und *Carl Friedrich Zimpel* dem alten geheimnisvollen Wissen wieder neuen Glanz verliehen. Im 20. Jahrhundert folgten wiederaufnehmend *Johann Conrad Glückselig, Alexander von Bernus, Walter Strathmeyer* und andere.

Wer noch tiefer in die Geschichte der Alchemie einsteigen möchte, dem empfehle ich das Werk[5] des Chemikers Helmut Gebelein. Und wer Paracelsus' Lehren kennenlernen möchte, wird im umfangreichen Werk[6] von Olaf Rippe mit Co-Autoren fündig.

Wenn wir eben auch noch so sorglos mit dem Begriff *Spagyrik* umgegangen sind, Spagyrik ist nicht gleich Spagyrik. „*Die Spagyrik*" gibt es nicht, gab es nie. Heute ist sie nur ein (gesetzlicher) oberflächlicher Sammelbegriff für alles, was nicht klassische *Tinktur* und nicht reine *Homöopathie* ist. Spagyrik könnte nicht unterschiedlicher sein, nicht einmal die Destillation ist zwingend enthalten.

Um Spagyrik, präziser formuliert spagyrische Destillate, heute im Europäischen Raum als Arzneimittel herzustellen und über Apotheken zu vertreiben, braucht man eine behördliche Genehmigung, eingetragen im deutschen *Homöopathischen Arzneibuch* oder im *Österreichischen Arzneibuch*. Man spricht dann von *spag.ionis, spag.Zimpel, spag.Glückselig, spag.Peka* usw. Der Herstellprozess ist so eindeutig definiert und fixiert, erlaubt also nur ganz geringe Abweichungen in der Produktion.

Für mich ist Spagyrik immer der therapeutische Umgang mit unverdünnten, nicht potenzierten Destillaten (∅). Ein Großteil der Hersteller von Spagyrika sieht das aber anders, sie verwenden auch spagyrische Essenzen (meist) in Potenzen D4. Ein Argument dafür ist, dass bei Giftpflanzen nur eine

---

[5] Helmut Gebelein, Alchemie – Die Magie des Stofflichen, Diederichs-Verlag München 1996
[6] Olaf Rippe u.a., Paracelsusmedizin – Altes Wissen in der Heilkunst von heute, AT Verlag 2016

Potenzierung vor giftigen Substanzen schützen könne. Leider ist das Argument nicht korrekt, weil ins Destillat weder Giftstoffe noch Allergene übergehen. Den potenzierten spagyrischen Essenzen fehlen dann die ätherischen Öle, die ich für unverzichtbar halte, einmal abgesehen vom dann unvollständigen *Körper-Seele-Geist-Prinzip*. Homöopathische Spagyrik wird andere Vorzüge haben, letztendlich muss das jeder Spagyriker für sich entscheiden, welche Energien er in seinen Therapien einsetzen möchte.

WIE WIRD SPAGYRIK (HEUTE) HERGESTELLT?

Wie im letzten Kapitel schon erwähnt, existieren in der Spagyrik eine ganze Menge unterschiedlicher Herstellprozesse. Hier beschreibe ich ganz grob[7] die (für mich beste) Produktion von Spagyrika nach *spag.ionis*.

Ausgewählte Pflanzen werden zur Blütezeit – präziser formuliert in der Zeit der abgeblühten Blüten – gesammelt und nur grob gereinigt. *Ionis*[8] – der Hersteller mit dessen Destillaten ich vorwiegend arbeite - verwendet nach eigener Aussage Pflanzen aus natürlichen Anbaugebieten – die dem Hersteller alle bekannt sind -, also keine Plantagenprodukte. Einige Hersteller beziehen Pflanzen ausschließlich über den Großhandel, ohne zu wissen, welche Qualität sie hier einkaufen. Man kann sich leicht vorstellen, dass eine Arnika von der Alm und eine, die in einer Plantage gewachsen ist, erheblich differente Heilkräfte aufweisen, obwohl nachgewiesen ist, dass die Menge der Inhaltsstoffe in der Plantagenzüchtung denen der Alm übertrifft. Es geht aber mehr um die Energie als um die stoffliche Menge.

Die Pflanzen legt man dann in ein Hefebad mit destilliertem Wasser. Die Vergärung der Pflanzen dauert bei gleichbleibender Temperatur einige Wochen und der Prozess läuft ziemlich bewegt ab.

---

[7] Leider ist es mir aus rechtlichen Gründen nicht mehr gestattet, den mir bestens bekannten uns sehr interessanten Herstellprozess im Detail zu beschreiben. In der 1. und 2. Auflage war dieser ausführlich beschrieben und bebildert. Hier liegt auch der einzige Grund für die 3. Auflage.

[8] https://spagyrik.at/

Die Vergärung wird täglich per Sichtung und Riechen kontrolliert und bewertet. Ist der Gärprozess beendet, entfernt man die Pflanzenreste aus der Gärsuppe und trocknet sie für die spätere Verwendung. Die Gärsuppe wird dann mittels einer Vakuum-Destillation weiterverarbeitet. Wen die Technik der alchemistischen Verarbeitung per Destillation im Detail interessiert, dem empfehle ich das Buch[9] von Manfred M. Junius. Die Vakuum-Destillation benötigt nur Temperaturen von 30 bis 40 Grad Celsius, gestaltet sich also deutlich schonender als die 100 Grad Celsius bei *spag.Zimpel*. Das Destillat ist anfangs sehr alkoholisch und geht (tropfenweise) mit den Stunden in ein wässriges über.

Der verbliebene Rest der Gärsuppe wird per Verdampfung eingedickt, bis eine fast schwarze, klebrige Masse übrigbleibt. Letztere gelangt dann zusammen mit den getrockneten Pflanzenresten in einen Ofen, wo bei ca. 500 Grad Celsius diese Reste *kalziniert*, das heißt verbrannt werden, bis nur noch eine helle, reine Asche übrig bleibt. Die Qualität der Asche ist ausschlaggebend für das spätere Endprodukt. Hat sie eine Minderqualität, kommt es im Endprodukt zu Trübungen oder Ausfällungen, was nicht passieren darf.

Jetzt steht die Wiedervereinigung an, die *Chymische Hochzeit*. Das Destillat wird mit der Asche zusammengeführt. Die wenig verbliebene Asche, alchemistisch das *Caput mortuum* genannt, wird gesammelt und im Garten ausgebracht.

9 Manfred M. Junius, Pflanzenalchemie – Ein praktisches Handbuch, Herausgeber Olaf Rippe, AT Verlag München 2016

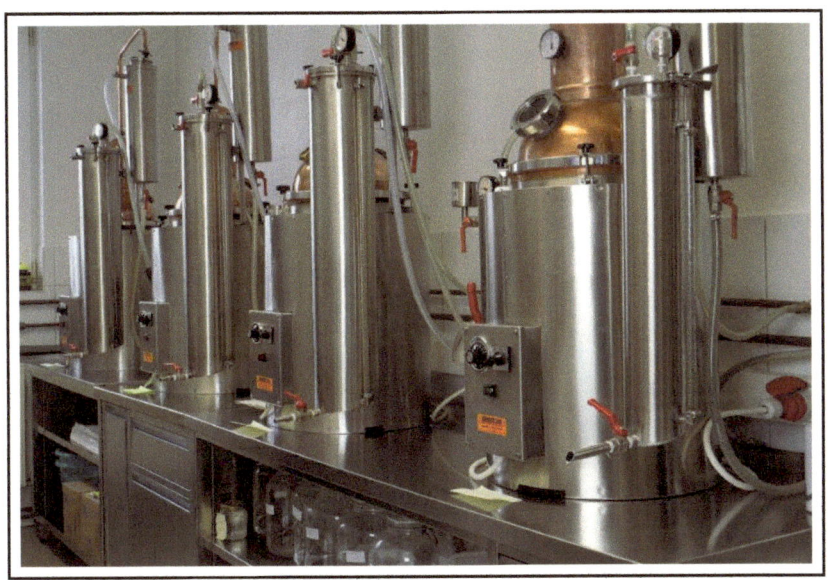

Abb. Nr. 1 Destillationsanlagen der *Spagyrik Pharma-GmbH* in Grafenstein (ionis), Foto: H.G. Wicklein

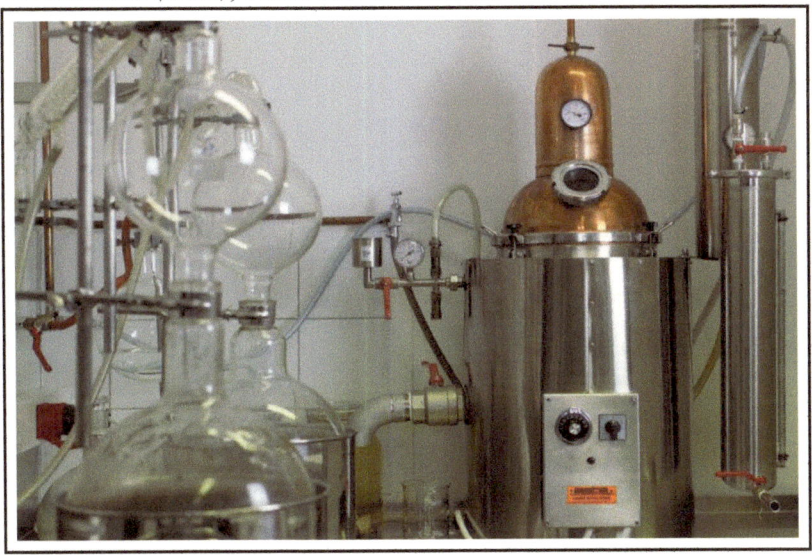

Abb. Nr. 2 Destillationsanlagen der *Spagyrik Pharma-GmbH* in Grafenstein (ionis), Foto: H.G. Wicklein

WIE WIRKT SPAGYRIK?

Als die amerikanischen Wissenschaftler *Peter Tompkins* und *Christopher Bird* 1977 ein Buch[10] über „Das geheime Leben der Pflanzen" veröffentlichten, hätte die Biologie eigentlich einen riesigen Quantensprung vollziehen müssen. Sie bewiesen durch damals wirklich bahnbrechende Versuche, indem sie Pflanzen an empfindlichste Messgeräte anschlossen, dass diese eigentlich wie Menschen reagieren, dass sie Gefühle, Erinnerungs-vermögen besitzen, dass sie optische und akustische Eindrücke wahrnehmen und selbst zwischen Harmonie und Dissonanz unterscheiden. Pflanzen kennen sogar Angst, so auch Stress und können mit einer regelrechten Apathie darauf reagieren. Dass sie zudem hellsichtig sind, wollte schließlich niemand mehr glauben, obwohl es tatsächlich in wissenschaftlicher Weise bewiesen wurde.

In neuerer Zeit publizierten die italienischen Biologen *Stefano Mancuso* und *Alessandra Viola* ein wissenschaftliches Werk[11] über „Die Intelligenz der Pflanzen". Sie beschäftigen sich vor allem mit der atemberaubenden Kommunikationsfähigkeit letzterer und mit den komplexen Absichten dahinter. Ein weiterer Schwerpunkt ist die Pflanze als individuelles Element einer sozialen Gemeinschaft. Man merkt den Autoren beim Lesen ganz deutlich an, dass sie sich wahrlich bemühen mussten, die streng wissenschaftliche Betrachtungs- und Darstellungs-weise

[10] Peter Tompkins / Christopher Bird, Das geheime Leben der Pflanzen, Frankfurt 2014, Fischer Verlag
[11] Stefano Mancuso / Alessandra Viola, die Intelligenz der Pflanzen, München 2015, Kunstmann Verlag

auf keinen Fall zu verlassen, weil die Ergebnisse un-verblümt etwas offenbaren, wofür man die Autoren – ausge-sprochen, was jeder Leser denkt – in die esoterische Ecke abgeschoben hätte.

Die wahrscheinlich legendärsten Forschungen mit Pflanzen hat sicherlich die private Universität der internatio-nalen autonomen Lebensgemeinschaft *Damanhur* hervor-gebracht. 40 Kilometer nordwestlich von Turin erforscht man dort seit Jahrzehnten das Verhalten und die Intelligenz von Pflanzen. Besucher der Gemeinschaft stehen geradezu Schlange, um die softwaregestützten Experimente mit musizierenden und mit menschlichen Musikern interagierenden Pflanzen live verfolgen zu können.

Den durchschlagendsten Beweis für das hohe Bewusstsein von Pflanzen lieferten Versuche in einem damanhur'schen Gewächshaus. Mehrere Pflanzen wurden dort über eine feinste Elektronik an einen Computer angeschlossen, der die gesamte Steuerung des Gewächshauses vornahm: Wann bewässert wird, wann die Belüftung erhöht werden muss, wann die Verschattung ausgefahren werden muss, usw. Nach einer gewissen Lernzeit, in der die angeschlossenen Pflanzen ihre Potentialität erst begreifen mussten, waren diese dann in der Lage, softwaregestützt das gesamte Gewächshaus selbst-versorgend autonom zu steuern. Das klingt wie Sience Fiction, ist aber pure Realität.

Was zeigen uns diese Beispiele? Nun, sie legen dar, dass Pflanzen jedweder Art nicht nur fühlen und kommunizieren, sondern dass sie komplexe Zusammenhänge begreifen, stra-tegisch im Verbund agieren und aber auch, dass sie sich als individuelle Einheit verstehen, also nicht nur eine Bewusstheit, sondern sogar eine Ichhaftigkeit und damit eine bedingte Form des freien Willens besitzen. Warum *bedingt* sehen wir später.

Gehen wir noch einen Schritt weiter. Wenn Pflanzen in ihrer Bewusstheit und in ihrem Organisationstalent mit Lebewesen wie dem Menschen sozusagen auf „Augenhöhe" sind, dann besitzen sie – so wie wir – eine *Seele* und einen *Geist.*

Der Physiker und Chemiker *Dr. Klaus Volkamer* hat in Versuchen der Wägetechnik mit hochempfindlichen Geräten bewiesen, dass der Mensch beim Ableben, wenn „die Seele" (als Elektronennebel) den Körper verlässt, plötzlich ca. 20-50 Gramm Differenz im Körpergewicht aufweist. Und bei Pflanzen die sterben, hat er in Relation genau das gleiche Phänomen messen können - beim Keimen natürlich umgekehrt. Die Beseelung von Pflanzen gilt also als gesichert.

In Seminaren der Spagyrik kommt an dieser Stelle immer die Frage, ob denn Pflanzen auch ein Ego haben. Nein, Gott sei Dank nicht. Sie haben deshalb kein Ego, weil sie eben nur einen bedingt freien Willen haben, einen, der sich dem ureigenen (göttlichen) Auftrag der Pflanzen unterord-net: Harmonie auf Erden zu bewahren. Diesen Auftrag führten Pflanzen schon aus, bevor der Mensch überhaupt auf der Erde erschienen ist. Die Tierwelt durfte diese Apotheke der Natur bereits seit Anbeginn des irdischen Lebens nutzen.

Gemäß der Signatur jeder einzelnen Pflanze wurde ihr ein ganz bestimmtes Heilvermögen verliehen. Unter Signatur versteht man das Aussehen, die Form, den Charakter, die Eigenschaften, das Verhalten, eine zielgerichtete Intelligenz, die sich in der sicht- und verfolgbaren Ausformung spiegelt. Und über die Signatur ist der Mensch auch in der Lage, körperliche oder psychogene Heilwirkungen zu erkennen, wenngleich man dazu etwas Erfahrung und intuitive Fantasie braucht.

Wenn Tiere in ihrer wunderbaren Apotheke frische Heil-Pflanzen fressen, dann nutzen sie nicht nur die darin enthaltenen ätherischen Öle und besondere Inhaltsstoffe, sondern unmittelbar auch den *Geist* der Pflanze, den die Pflanze ja nach dem Pflücken erst einmal noch nicht verloren hat. Wenn wir Menschen aber zum Beispiel die Brennnessel pflücken und trocknen, stirbt sie und verliert ihren Geist. Was als Heilkraft im später aufgebrühten Brennnesseltee übrig bleibt, ist sozusagen die rein stoffliche Information, die zwar immer noch wirkt, aber nicht mit der Wirkkraft des pflanzlichen Geistes vergleichbar ist.

Die Alchemisten, insbesondere aus der Zeit des Paracelsus, gaben sich mit den tradierten, aber aus ihrer Sicht doch „geistlosen" Heilmethoden nie zufrieden. Auf der ruhelosen Suche nach dem Stein der Weisen, einer geistvollen (al-)chemischen Methode, um einen Quantensprung in der Heilkunst zu bewerkstelligen, waren sie Meister im Umgang mit der Wasserdampfdestillation. Natürlich experimentierten sie auch mit vergorenen Pflanzen, der Spagyrik.

Die spagyrischen Essenzen, kombiniert oder einzeln – stellten bereits damals alle bekannten Heilmethoden in den Schatten. Nicht nur die Wirkungen auf körperliche Leiden hatten sich um ein Vielfaches potenziert, sondern auch die stark psychogenen Wirkungen – damals sprach man von erleuchtenden Wirkungen – faszinierten die Alchemisten.
Was war geschehen? Wie erklärten sich die Meister der Alchemie diese große Wirkkraft?

Es fand ein Transmutationsprozess statt. Die Alchemisten sprechen davon, dass durch diesen Prozess die *vier Elemente* (Luft-Wasser-Erde-Feuer), die aus dem Urstoff der *Prima materia* entstanden waren, in ein fünftes Element bzw. in die *Quintessenz* übergegangen sind. Eine verklärte, vergeistigte Form, bei dem alle gereinigten stofflichen Anteile mit dem Geist der Pflanze wieder vereint wurden. Der Geist kam in höherer Dimension zurück. Die Pflanze ist sozusagen durch Menschenhand in Verbindung mit angewandten kosmischen

Gesetzen in flüssiger Form wieder auferstanden und noch vollkommener geworden. Nur so konnte und kann man sich unter Spagyrikern bis heute die hohe Wirkkraft, die die der lebendigen Pflanze bei weitem übertrifft, erklären.

Wer sich intensiv mit Spagyrik beschäftigt, zweifelt nicht eine Sekunde daran, dass man es nicht mit einer wie auch immer gearteten pflanzlichen, chemischen Lösung zu tun hat, sondern diese Flüssigkeiten tatsächlich die Eigenschaften von (mit Menschen interagierenden) Lebewesen haben. Wer das als esoterisch empfindet, dem müsste allerdings auch die gesamte Quantenphysik esoterisch anmuten, denn Elektronen tun nichts anderes. Selbst Nobelpreisträger der Physik bezeichnen sie als *intelligente Lebewesen.*

Wir wissen aber noch immer nicht, wie spagyrische Rezepturen im Organismus Heilungen bewirken, wie die Essenzen Gesundung organisieren.

Jede Pflanze hat – wie jede beseelte Materie auch – ein ganz bestimmtes physikalisches Schwingungsprofil. Je nachdem, ob die Pflanze lebendig, getrocknet, als Phytotherapie oder als geistvolle Spagyrik auf den menschlichen Körper einwirkt, bringt sie nach einer gewissen Zeit menschliche Zellen in Resonanz mit ihrem Schwingungsprofil, wodurch ein Impuls zur Heilung (Gleichgewicht, Harmonie, Blockadenabbau, Energe-tisierung) übertragen wird. Es kann immer nur ein Impuls sein, die eigentliche Heilung ist immer Selbstheilung, indem der Organismus dem Impuls folgt, sofern keine Verweigerung durch unbewusste gegenläufige Absichten stattfindet. Gemäß der Signatur der verwendeten Pflanze werden ganz bestimmte Zellen oder Körperregionen angesteuert. Und im Rahmen von Mischungen wirkt diese Impulsgebung breitgefächerter, kann allerdings dadurch auch geschwächt werden.

Aber der entscheidende Grund, warum Spagyrik um ein vielfaches wirksamer ist, liegt darin, dass der Geist der Pflanzenessenzen den Impuls individuell steuern kann, gemäß dem großen Organisationstalent der grünen Lebewesen.

Doch aufgepasst: Die intelligenten spagyrischen Essenzen folgen nicht nur ihrem originären Auftrag, sondern bereitwillig vielen. Moderne Alchemisten haben großen Spaß daran, spagyrische Essenzen mit bestimmten Begriffen, medizinischen Abkürzungen, chemischen Elementen oder mathematisch-numerologischen Gesetzen zu verbinden. Und es scheint, als wenn auch der Pflanzengeist seine Freude daran hätte: Er folgt diesen Erfindungen, Konzeptionen be-dingungslos.

Nur, tut er das wirklich?

Je mehr alchemistische Konzeptionen man in eine Mischung integriert, desto mehr agiert die Mischung *algorithmisch*. Man ist also grundsätzlich in der Lage, spagyrisch tatsächlich programmierte Heilabläufe zu generieren, ähnlich einer Software. Die „Programmiersprache" will gekonnt und begründet sein, sonst funktioniert das nicht.

Kritiker dieser Form der Spagyrik entgegnen, dass die Pflanzenessenzen niemals dazu in der Lage seien. Und sie haben sogar Recht. Eine besondere Eigenheit von spagyrischen Destillaten ist, dass sie kreative alchemistische Konzeptionen, mit denen sie verbunden werden, wie ein Schwamm aufsaugen. Man könnte profan ausgedrückt auch von *Suggestion* sprechen. Das Wort *Suggestion* hat einen billigen Geschmack – jedoch zu Unrecht. Ohne Suggestion würden viele geschätzte alter-nativmedizinische Verfahren völlig wirkungslos sein.

Suggestion startet mit einer festen, emotional ver-ankerten Überzeugung des Suggestors (hier der nach außen auftretende

Alchemist). Er nutzt – meist unbewusst – eine Wirkungsebene für seine Suggestion, hier bei uns die Pflanzenessenzen. Die darin enthaltenen Quanten (physi-kalische Energieeinheiten, Elektronen) reagieren darauf und bemühen sich, in der Ausübung ihrer ihnen zugewiesenen Aufgaben über das morphogenetische Feld diese Überzeugung zu transportieren (= Suggestivität) und an die Suggestibilität der betroffenen heilungserwartenden Person anzudocken. Die Elektronen der Quanten tun das nur, wenn – abgesehen von einer eindeutigen Absicht – auch genügend Emotionalität (Herzenergie) im Spiel ist. Und man braucht wirklich viel davon. All diese Prinzipien hat die Quantenphysik nachweisen können.

Streng genommen könnten wir die Heilung, die eine suggestive Spagyrik organisiert, auch ohne die Pflanzen-essenzen schaffen, ja natürlich, theroretisch schon, aber nicht praktisch, weil wir eben aus den Pflanzenwirkungen unsere emotionale Überzeugungskraft gewinnen und ohne die würden sich die Quanten eher gelangweilt zurücklehnen und nichts tun. Insofern behalten die Kritiker Recht, aber die Wirkungen finden trotzdem statt.

Wenn man einmal mit spagyrischen Essenzen unter-schiedlicher Hersteller am gleichen Patientenfall mit gleichen Essenzen gearbeitet hat, offenbart sich die Suggestivität von Mischungen unverblümt. Wohlgemerkt von Mischungen! Einzelessenzen haben eine verschwindend geringe Sug-gestivität.

Es drängt sich der Verdacht auf, dass je mehr ein Hersteller suggestiv arbeitet – und der Erfolg kann noch so groß sein –, desto schwächer werden seine spagyrischen Einzel-essenzen. Es scheint, als würden die Quanten im Bemühen um Unterstützung, um präzise Ausführung der alchemistischen (suggestiven) Konzepte die Energie verbrauchen, die Essenzen zur Ausübung ihres originären Auftrages benötigen. Aber dem ist nicht so. Je mehr man sich mit spagyrischen Herstellungsvarianten beschäftigt, desto mehr versteht man, dass suggestive Spagyrik keine besondere Essenzen-Qualität braucht, nun ja eigentlich gar keine, aber was sie unbedingt benötigt: Eine besondere Qualität und Überzeugungskraft der Suggestion, ein System, entworfene Gesetzmäßigkeiten, die sie trägt.

Die entscheidende Frage, die sich allerdings dabei stellt, ist: Will man sich im Rahmen der Energetischen Spagyrik mit der Heilkraft von (legitimer, wirksamer) Suggestion oder dem reinen Pflanzengeist gemäß seiner Signatur beschäftigen? Die Antwort darf, muss sich jeder selbst geben und hängt im Einzelfall von der benötigten Wirkung einer Rezeptur ab.

Es soll nicht der Eindruck entstehen, dass ich suggestive Spagyrik ablehne, ganz und gar nicht. Der bekannte Spagyriker und Musiker *Manfred Junius* sagte, dass Spagyrik ohne Suggestion gar nicht möglich wäre. Ich verwende in meinen magischen Rezepturen – man könnte sie auch *Zauberrezepturen* nennen – eine lichtvolle Suggestion, die in der signifikanten Erhöhung der Wirksamkeit mich selbst immer wieder überrascht. Wer einmal in diese mystischen Ebenen der Spagyrik vorgedrungen ist, dem wird klar, dass man die Spagyrik auch diabolisch missbrauchen könnte. Insofern sollte man den (professionellen) Spagyriker seines Vertrauens zu Beginn mit dem Herzen prüfen. Sie verstehen, was ich meine.

WIE ARBEITET MAN MIT SPAGYRIK UND WAS KANN SIE?

Grundsätzlich kann man mit den Destillaten sowohl einzeln als auch mit Mischungen therapieren.

Leider ist die Anwendung mittels Einzelpflanzen nicht bei allen Herstellern zielführend, weil in ihrer Wirkkraft zu schwach. Gerade hier liegt eines der Hauptargumente, warum ich mich auf *spag.ionis* spezialisiert habe. Ich kenne (außer der Metallspagyrik nach *spag.Glückselig*) kein anderes Verfahren, welches die Wirkung der Einzelessenzen so stark macht, *stark* hinsichtlich ihrer nachweislichen Wirksamkeit. Und wenn man gerne mit Einzelessenzen arbeitet, braucht man natürlich eine größere Anzahl von Pflanzenbildern, um ein Indi-kationsspektrum zu finden, welches dem Klienten/ Patienten mit seinen Beschwerden entspricht. Wenn das Spektrum einmal etwas ausufert, wird man sicherlich zwei oder drei Einzelessenzen parallel anwenden. Mehrere Einzelessenzen parallel zu verschreiben ist aufgrund der erheblichen stofflichen Menge nicht sinnvoll, abgesehen vom dann wirklich schwierigen Handling, weil jede Einnahme immer zeitlichen Abstand zur nächsten Pflanze braucht.

Selbstverständlich gibt es auch Therapieerfordernisse, bei denen drei Pflanzen nicht reichen bzw. eine bestimmte interagierende Pflanzenkombination in einer Rezeptur erst eine Heilung ermöglicht, die mit parallel verordneten Einzelessenzen nicht zu bewerkstelligen wäre. Eine vertiefende Erläuterung würde den Rahmen einer Einführung sprengen, ich bitte da um Verständnis.

Bei der Anwendung lassen sich die Destillate oral einnehmen, aber auch in die Aura sprühen. Mehr dazu im Kapitel *Dosierungen.*

Was die Anwendungsgebiete der Energetischen Spagyrik betrifft, so kann man sagen, dass es grundsätzlich keine Einschränkungen gibt - *alles* lässt sich behandeln. Es ist immer nur eine Frage der passenden Rezeptur(en). Nach meiner Auffassung punktet die Spagyrik ganz besonders in den Bereichen Hormonregulation, Verdauung, Entgiftung, Infektionen und in der Psycho- sowie Traumatherapie, was manche vielleicht überraschen wird. Wenig dauerhaften Erfolg wird (auch) eine spagyrische Behandlung aufweisen, wenn die (wahren) Ursachen nicht gleichzeitig beseitigt werden. Das gilt nicht nur, aber ganz besonders bei einer krebsbegleitenden Therapie, die *dann* gerne überschätzt wird, *wenn* die wirklichen Ursachen weder gefunden noch beseitigt wurden. Selbst in relativ banalen Fällen wie einer Fruktoseintoleranz geht kein Weg an einer Vermeidung von raffiniertem Zucker vorbei. In aller Ehrlichkeit muss ich einräumen, dass für mich bei Behandlungen des Knochenskeletts die Spagyrik nicht die Methode der 1. Wahl wäre. Aber vielleicht mach(t)en Kollegen da ganz andere Erfahrungen, indem sie *magische* Rezepturen einsetzen, siehe Kapitel *Aufbau von Rezepturen.*

Auf die Frage, warum man die Spagyrik der Phytothcrapie (Tinkturen, also Alkoholauszüge), den Bachblüten & Co und der Homöopathie bevorzugen sollte, gibt es eine einfache Antwort: Das *Körper-Seele-Geist*-Prinzip der lebendigen Destillate ist in der Lage, dem Körpersystem des Patienten nachhaltige Heilung zu lehren, weil es eben die geistige Ebene in die Heilung einbezieht und dort ansetzt, wo die Krankheit ihre wahre Ursache hat – im Geistigen.

In meinen Rezepturen kombiniere ich gerne die Pflanzenspagyrik nach *spag.ionis* mit der Mineral- bzw. Metallspagyrik nach *spag.Glückselig*. Auch wenn man dann mit zwei unterschiedlichen Herstellern arbeitet (die sich darüber auch nicht freuen), die Resultate einer deutlich höheren Wirksamkeit bei bestimmten Erkrankungen sprechen für sich. Paracelsus würde wohlwollend nicken, denn für ihn wäre ein Ausblenden der Mineral- bzw. Metallspagyrik in Rezepturen nie in Frage gekommen. Diese Therapieergänzung ist kein *Muss*, vor allem nicht, wenn man gerade erst einmal mit Spagyrik begonnen hat. Im Rahmen einer Professionalisierung wird man dann unweigerlich auf die Mineral- und Metallspagyrik stoßen. In diesem Buch werde ich nicht auf sie eingehen, um Neulinge nicht zu überfordern.

ARBEITSMITTEL DIE ZUR VERFÜGUNG STEHEN

Eine Liste zum Download als PDF über alle Destillate, die *ionis* herstellt, findet man auf der Homepage[12] der *Spagyrik Pharma GmbH*. Lassen Sie sich von der Menge an Pflanzen nicht erschrecken, eine professionelle Therapie braucht nicht mehr als 120 bis 140 Pflanzen und meist nicht einmal diese.

Weil unter den „frischen" Spagyrikern viele Anwendungswillige sind, die sich bei ihrer Essenzenwahl nicht sicher sind, die die Pflanzen einfach nicht in allen Facetten kennen (vielleicht auch gar nicht die Zeit haben das anzustreben), denen auch (noch) die hinreichende praktische Erfahrung in der Spagyrik fehlt und sie aber trotzdem zügig und intensiv mit ihr arbeiten möchten..., genau aus diesen Gründen habe ich für Anwender ein *Buch der* Rezepturen[13] herausgegeben. Dieses Buch enthält nach Themen geordnete und nummerierte Rezepturen, die man im weitesten Sinne als „Volkskrankheiten" bezeichnen kann und von mir in Einzelberatungen oder für Seminare/Webinare allgemeingültig entwickelt wurden. Eine wichtige Grundlage also, um damit in der Praxis sicher arbeiten zu können. Das Besondere an diesen Rezepturen ist, dass hinter allen optional auswählbaren Pflanzen, um durch Individualisierung die Trefferquote signifikant zu erhöhen, die zutreffende Indikation steht. Das *Buch der Rezepturen* wird ständig fortgeschrieben, das heißt neue Rezepturen kommen

---

[12] https://spagyrik.at/sortiment
[13] Hans Gerhard Wicklein, Buch der Rezepturen der Energetischen Spagyrik, BOD Norderstedt April 2020

hinzu und die bestehenden werden immer wieder einmal überarbeitet, sofern sich ganzheitliche Betrachtungsweisen verändert, Erfahrungen Neues ergeben haben oder gar weitere Pflanzen hinzugekommen sind. Jedes Jahr im Januar erscheint eine neue Ausgabe. Natürlich ist diese Rezeptursammlung nie ganz vollständig, sie soll ja auch nur eine Arbeitshilfe sein.

Vorläufer dieses gedruckten Buchs war ein PDF, welches ich per Mail weitergegeben habe. Inhaltlich geschätzt, fiel es aber dennoch in der praktischen Umsetzung durch. Wir alle arbeiten zu viel an Bildschirmen, da ist der Ruf nach einem schnell greifbaren, gedruckten Buch laut. Im letzten Kapitel finden Sie einige Auszüge aus dem *Buch der Rezepturen.*

Ambitionierte Neuspagyriker – vor allem wenn sie auch psychogene Rezepturen selbst entwerfen wollen – brauchen eine Datenbank[14], ein Buch über die wichtigsten Pflanzen mit allen psychogenen und körperlichen Indikationen. Mein Sohn und ich haben eine solche Datenbank – die im März/April 2020 auch als gedrucktes Buch[15] erschienen ist – hergestellt. Es handelt sich um eine Datenbank (mit eigens dafür geschriebener Open-Source-Software), die energetische und körperliche Wirkungen von spagyrischen Destillaten samt Zuordnungen listet. Die Inhalte stammen aus der Fachliteratur, aus eigenen Beobachtungen und aus treffsicheren Interpretationen der Signaturen. Jeder Pflanze sind ein bis zwei Fotos beigestellt. Sie besitzt auch eine Suchfunktion, mit der man über eingegebene Stichwörter alle verfügbaren Pflanzen sortieren

---

[14] https://spagyrikakademie.at/spagyrik-datenbank-passiflora/
[15] Hans Gerhard Wicklein / Giorgio Wicklein, Arzneimittelbilder der Energetischen Spagyrik, BoD Norderstedt, März/April 2020

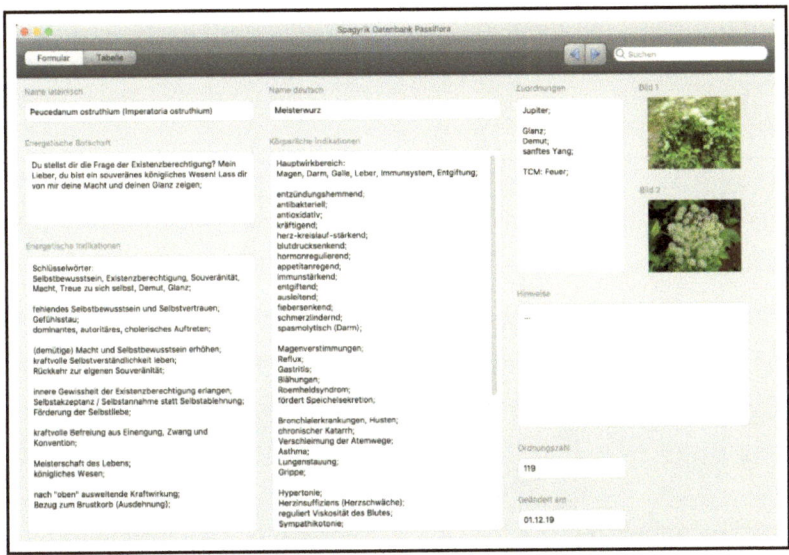

Abb. Nr. 3 Spagyrik Datenbank *Passiflora*, Foto: Bildschirmdruck

lassen kann, die mit diesem Begriff zu tun haben. Die Datenbank updatet sich über eine registrierte Lizenz automatisch. Letzteres kann das gedruckte Buch natürlich nicht, dafür verfügt es aber über ein professionelles Stichwortregister mit circa 100 Seiten. Und selbstverständlich gibt es auch ein Testset mit Ampullen – standardmäßig über 176 Pflanzen -, die alle in der Datenbank bzw. dem Buch gelistet sind. Der Testkasten kann abweichend auch individuell zusammengestellt werden. Er ist über die *ionis*-führenden Apotheken[16] oder bei der *Spagyrik Pharma GmbH* direkt erhältlich.

Erwähnt sei abschließend noch, dass man mit diesem Set auch ganz hervorragend diagnostisch zu arbeiten vermag. Kann der Klient/Patient sein Leiden nicht wirklich gut darstellen oder

[16] https://spagyrikakademie.at/spagyrik/apotheken/

kommt der Therapeut zu keiner treffsicheren Diagnose, so lässt man vom Klienten themenbezogen drei bis fünf Ampullen ziehen.

62. Eleutherococcus senticosus (Taigawurzel)

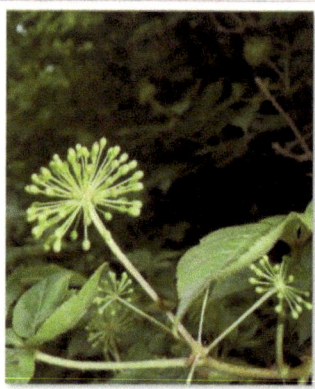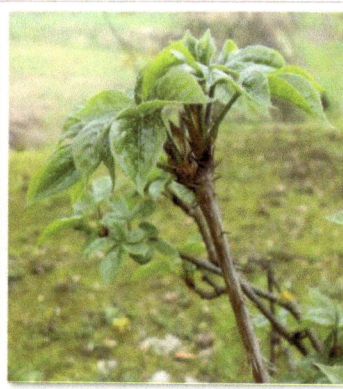

Lass mich über dich wachen, damit jeder Ansatz von übersteigerten Ansprüchen an dich selbst und Überforderung ausbleiben

Schlüsselwörter

Zwang zur Überforderung, fehlender Glaube an Heilung, Erholung und Regeneration

Hauptwirkbereich

Stress, Schwäche, Autonomes Nervensystem ANS, Hormonsystem, Schilddrüse, Immunsystem

Energetische Indikationen

Neigung zur ständigen Überforderung ungebremstes Bemühen, allen Anforderungen im Leben gerecht zu werden strenges Leistungsdenken mit nicht erfüllbaren Ansprüchen an sich selbst, was noch mehr Aktivität einfordert die eigenen Kräfte werden falsch eingeschätzt, Erholung und Regeneration werden zurückgestellt, nicht als Notwendigkeit bewertet sicherer Weg in ein Burnout-Syndrom

Abb. Nr. 4 Buchauszug (erste Seite von zweien) Arznei-mittelbilder der Energetischen Spagyrik

40

Körperliche Indikationen

nervenstabilisierend, -stärkend
erheblich nebennierenstärkend
schlaffördernd
adaptogen (Stressresistenz)
blutreinigend
blutzuckerspiegelsenkend
entgiftend
antiviral
lungenfunktionsstärkend
kreislaufanregend
leistungssteigernd
allgemein tonisierend
libidostärkend
immunstimulierend und -modulierend
antioxidativ
krebsfeindlich

Zuordnungen

Mars

Burnout

Hinweise

Verwandtschaft zu Ginseng und Efeu

ADHS Kinder brauchen
Stresshormonförderung

Körperliche Indikationen (Fortsetzung)

kräftigt den gesamten Organismus
macht widerstandsfähig und wehrt
Infektionen (Viren) ab
Immunsystem stärken und stabilisieren
aktiviert T-Lymphozyten im Blut
Abwehrschwäche
allgemeine Krankheitsanfälligkeit
rezidivierende Infekte
Begleitbehandlung von Virusinfektionen
verzögerte Rekonvaleszenz

Nervenschwäche
hilft besonders bei körperlichen/psychischen
Stresssituationen / außergewöhnlichen
Belastungen
Erschöpfungs- und Schwächezustände,
nachlassende Leistungsfähigkeit
Erschöpfung
Burnout-Syndrom
wirkt auf das Autonome Nervensystem, auf
die Schilddrüse und die Nebennieren
gleichzeitig harmonisierend / stärkend

chronische Müdigkeit
Konzentrations- und Gedächtnisstörungen
Altersschwäche

erektile Dysfunktion (Impotenz)

begleitend auch bei Krebs und Verhinderung
von Metastasen

Magengeschwür
Pfeiffersches Drüsenfieber
Papilloma- und Herpesviren
Rhinoviren
Strahlenschäden

Abb. Nr. 5 Buchauszug (zweite Seite von zweien) Arznei-mittelbilder der Energetischen Spagyrik

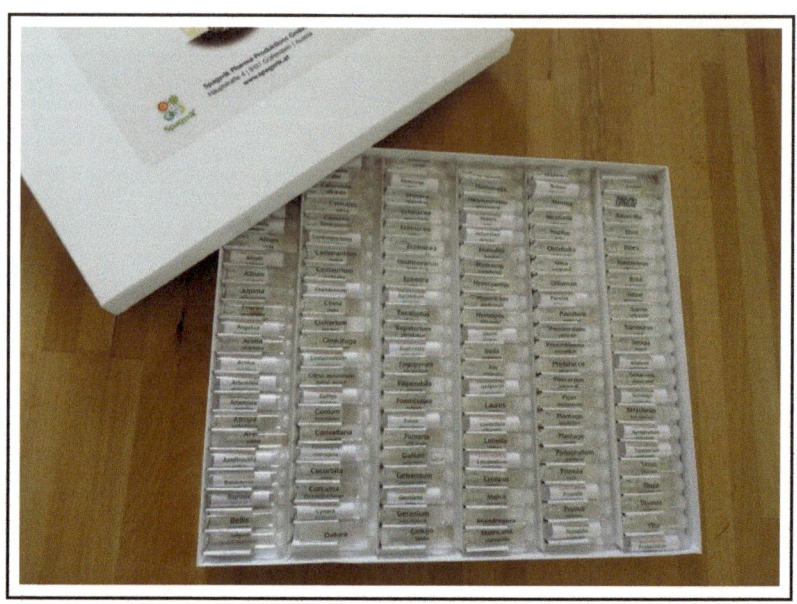

Abb. Nr. 6 *ionis* Testset, Foto: H.G. Wicklein

Es ist wirklich erstaunlich, mit welcher spooky anmutenden Sicherheit Diagnosen untermauert oder erleuchtend verändert werden. Ich staune offen gestanden noch heute, nach so vielen Jahren, immer noch über dieses kleine Wunder. Was ich immer gerne mache: Kurz vor einem Termin mit einem Klienten ziehe ich eine Ampulle aus dem Set, um mich schon einmal einstimmen zu können, um was es bei dem Klienten gehen wird. Probieren Sie es aus! Es hat immer funktioniert.

Eine außerordentlich spektakuläre Anwendung des Testsets stellen *Systemische Aufstellungen* mittels Testampullen dar. Hier werden nicht nur die Hintergründe der Hintergründe aufgedeckt, sondern die vom Aufsteller gezogenen Pflanzen stellen den ersten Weg zur heilenden Rezeptur dar. Diese Aufstellungen lassen sich unter bestimmten Voraussetzungen auch aus der Ferne oder für einen selbst durchführen. Gerade wenn Therapeuten mit ihren Klienten/Patienten nicht weiterkommen, kann die Aufstellung ein regelrechter Durchbruch werden.

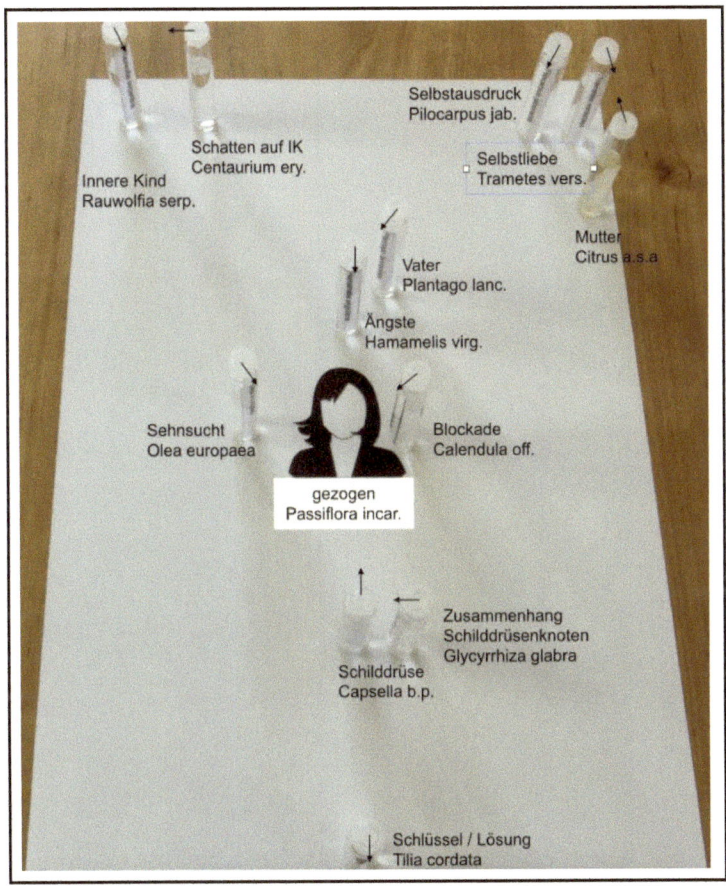

Abb. Nr. 7 Systemische Aufstellungen mit Testampullen, Foto: H.G. Wicklein

AUFBAU VON REZEPTUREN

Mit der Energetischen Spagyrik lässt sich nahezu alles therapieren. Wenn wir mit Mischungen (Rezepturen) arbeiten, haben wir die Wahl zwischen drei Varianten. Eigentlich sind es vier, mehr dazu am Ende des Kapitels. Möglichkeiten:

- eine rein körperliche Rezeptur
- eine rein energetische bzw. psychogene Rezeptur
- eine gemischte energetisch-körperliche Rezeptur

Aufbau einer körperlichen Rezeptur

Je nachdem *was* und *wie* wir etwas behandeln wollen, wählen wir bestimmte Pflanzen aus, siehe dazu das Kapitel *Arbeitsmittel die zur Verfügung stehen.*

Um eine spagyrische Rezeptur in der Apotheke mischen zu lassen (ist gesetzlich vorgeschrieben, weil ein Heilmittel), erstellt man eine Rezeptur und schreibt die ausgewählten Pflanzen untereinander - in der Regel, das heißt, wenn nichts anderes vermerkt, alle *zu gleichen Teilen*. Die Reihenfolge der Pflanzen, also welche zuerst in die Arzneiflasche kommen und welche dann zum Schluss, ist sehr wichtig. Der Apotheker weiß, dass bei einer Rezeptur die Pflanzen „ganz oben" zuerst in die Flasche kommen und sich von oben nach unten die Reihenfolge abspult.

Natürlich können wir nicht beliebig viele Pflanzen in die Mischung geben, der Wirkungsgrad des Heilmittels würde deutlich an Kraft verlieren. Gemäß der Grafik von Wirkungsgraden einer körperlichen Rezeptur (Abbildung Nr. 9) sollten wir maximal sieben bis acht Pflanzen verwenden. Je weniger Pflanzen eine Mischung beheimatet, desto stärker kann ihre Wirkung sein.

Die erste Pflanze der Rezeptur sollte der „Klassiker", die *Kardinalpflanze* der körperlichen Indikation sein. Bei der zweiten Pflanze macht das ebenfalls Sinn oder an der zweiten Stelle kommt eine Pflanze zur Wirkung, die einen maßgeblichen physiologischen Hintergrund der Erkrankung darstellt. Ist Angst (und Trauma) im Spiel, müssen diese Pflanzen immer ganz weit oben sein, am besten an zweiter Stelle ff. Die Pflanzen in der Mitte haben in der zweiten Reihe mit dem körperlichen Thema zu tun. Die letzten Destillate sollten in ihrer Wirkung immer das ausdrücken, was nachhaltig gewünscht wird. Hormonmittel brauchen außer den zutreffenden Hormonpflanzen auch stabilisierende, harmonisierende Elemente, die am besten in der Mitte als Zwischenglieder angeordnet sind.

Das von mir herausgegebene *Buch der Rezepturen* – siehe Kapitel *Arbeitsmittel die zur Verfügung stehen* - listet eine Menge an Standardrezepturen auf. Fast alle sind mit zusätzlichen Optionen versehen - zum Austausch oder zur Ergänzung. Alle Optionen sind darin erläutert. Bei den Optionen ist immer zu beachten, ob die Mischung erlaubt, sie *einfach unten anzuhängen,* oder ob gemäß Vorgenanntem die Optionen mit nummerierten Platzhaltern an bestimmten Stellen einzubauen sind. In den seltensten Fällen kann man optionale Pflanzen einfach unten hinzufügen. Optionen erhöhen die Trefferquote der *Schrotflinte Standardrezeptur.* Man sollte sie immer eingehend studieren.

Bei den Optionen gilt: *Weniger ist mehr.* Nur die Destillate verwenden, die man gemäß Einschätzung wirklich braucht.

Also, die Struktur einer körperlichen Rezeptur könnte so aussehen:

Titel: Erkrankung xy
50ml mit Pipette

- Kardinalpflanze(n) der Erkrankung
- Angstpflanzen (oder Traumapflanzen)
- Pflanze(n), die physiologisch mit der Erkrankung in zweiter Ebene zu tun hat/haben
- Pflanze(n) der nachhaltig gewünschten Wirkung (in etwa)

Schauen wir uns kurz ein praktisches Beispiel an:

Titel: Allergische Disposition herabsetzen
50ml mit Pipette

- Cardiospermum halicacabum
- Gelsemium sempervirens
- 1)
- Ephedra distachya
- Avena sativa
- Urtica dioica
- Olibanum

Dosierung *körperlich*

Eine Hinzufüge-Option an der Stelle 1) könnte sein: Aralia racemosa, wenn es sich um eine Allergie der Atemwege handelt. Inhaltlicher Aufbau der Rezeptur: Cardiospermum ist die Kardinalpflanze einer allergischen Disposition. Hinter letzterer steht immer eine Angst, daher Gelsemium an zweiter Stelle.

Stress, Nervenschwäche und geschwächte Nebennieren stellen weitere Hintergründe der Allergie dar, daher Ephedra, Avena, Urtica. Weil Allergien immer chronifiziert und eine Form der Autoaggression sind, die beendet werden soll, steht Olibanum (Weihrauch) am Schluss.

Aber keine Sorge, bei den körperlichen Rezepturen sind Reihenfolge-Regeln lange nicht so wichtig wie im nachfolgenden Kapitel.

Aufbau einer energetischen (psychogenen) Rezeptur

Auch hier wählen wir natürlich ganz bestimmte Pflanzen aus. Um psychogen professionell eigene Rezepturen zu erstellen, wird man um den Erwerb der *Spagyrik Pflanzendatenbank Passiflora* als Software oder in Buchform – siehe Kapitel *Arbeitsmittel die zur Verfügung stehen* - sehr wahrscheinlich nicht herumkommen, weil die energetischen Indikationen der allermeisten Destillate im er-forderlichen Umfang weder in der Literatur noch im Internet zu finden sind.

Energetisch dürfen wir ebenfalls nicht beliebig viele Pflanzen in die Mischung geben, der Wirkungsgrad des Heilmittels würde psychogen noch deutlicher an Kraft verlieren. Gemäß der Grafik von Wirkungsgraden einer energetischen Rezeptur (Abbildung Nr. 9) sollten wir maximal fünf Pflanzen verwenden. Diese Regel trifft für suggestive, fortgeschrittene, alchemistische Rezepturen nicht zu, aber das soll uns hier in der Einführung noch nicht interessieren.

Bei einer energetischen (psychogenen/seelisch-geistigen) Rezeptur verfolgen wir - noch viel mehr als bei einer körperlichen - ein ganz bestimmtes Ziel.

Als lebendige (wiederauferstandene) *Wesen* folgen die spagyrischen Destillate unserer Heilungsabsicht mit Begeisterung. Essenzen, die wir in einer Mischung kombinieren, bilden ein wirksames Team und folgen *algorithmisch* unserer Lösungs-idee. Natürlich müssen wir eine solche haben, eine glasklare, sonst können die Pflanzen für uns diese nicht umsetzen.

Das Team agiert so: Die erste Pflanze in der Arzneiflasche repräsentiert vor allem das Thema, um welches es geht, dockt also an das eigentliche Problem an. Sie gibt den Ton an, sagt allen anderen, was sie zu tun haben. Die letzte Pflanze steht für das Ziel, wohin der anzustoßende Prozess führen und in aller Nachhaltigkeit (hin)wirken soll. Der zweiten Pflanze kommt eine Art Generalsekretärsposten zu; sie dockt noch an tiefer liegende Themen in zweiter Ebene an und unterstützt im Besonderen die Arbeit der ersten Pflanze. Alle anderen Pflanzen sind Helferlinge, die wie ein Handwerkerteam in der richtigen Reihenfolge (im Dienst der ersten und letzten Pflanze) agieren.

Warum ist die Reihenfolge so besonders wichtig? Weil die Essenzen eben ein hohes Bewusstsein haben und beim Zusammenstellen des Teams miteinander kommunizieren. Dabei respektieren sie streng den Heilungsauftrag und (ja, auch) die Suggestion.

Bei der Reihenfolge der Helferpflanzen müssen wir eine Logik beachten. Zum Beispiel, dass das Herz erst aufmachen kann, wenn die Ängste bearbeitet wurden. Angst- und Traumapflanzen sollten (wie bei den körperlichen Rezepturen) immer weit oben sein, aber nicht zwingend an erster Stelle, es sei denn, Angst wäre das eigentliche Thema.

Es kommt vor, dass manche Pflanzen mit nur 1ml bis 3ml (oder 3 Tropfen = hochenergetisch) besser vertreten sind; dafür gibt es keine richtige Regel, nur ein alchemistisches Empfinden, dies nur als Hinweis.

In bestimmten (inhaltsträchtigen) Fällen reicht eine psychogene Mischung alleine als Rezeptur natürlich nicht.

Auch bei energetischen Rezepturen kommen Optionen vor, natürlich weniger umfangreich. Bei den Optionen sind hier hinsichtlich der Position ganz enge Grenzen gesetzt. Häufiger werden Ersetzen-Optionen verwendet, weil sonst ein Hin-zufügen am Ende ja das Ziel verändern würde. Aber es kommt auch vor, dass energetische Hinzufüge-Optionen an die erste Stelle platziert werden, dann ändert sich das Thema, natürlich optional ganz bewusst, wenn die Möglichkeit dafür geschaffen wurde.

Weniger ist mehr gilt für die gesamte Mischung, aber es darf auch kein unbedingt erforderliches Entwicklungsglied im Algorithmus weggelassen werden.

Also, die Struktur einer energetischen Rezeptur könnte so aussehen:
Titel: Prozess xy
20ml mit Pipette

- Pflanze des Themas, welches an das Problem andockt
- Angst- oder Traumapflanzen oder Thema-Pflanze hinter dem ersten Thema
- Helferpflanzen, um vom Thema zum Ziel zu gelangen
- event. Pflanze der letzten Bedingung, um das Ziel zu ermöglichen
- Pflanze, die das nachhaltige Ziel repräsentiert

Auch hier werfen wir einen Blick auf ein praktisches Beispiel einer psychogenen, das heißt energetisch dosierten Mischung. Die Dosierungsarten lernen wir in einem späteren Kapitel.

Titel: Unnötige Verausgabung stoppen
20ml mit Pipette

- Eucalyptus globulus
- Strychnos nux-vomica
- Lycopodium clavatum
- Capsella bursa-pastoris
- Sabal serrulatum

Dosierung *energetisch*

Eucalyptus steht für perfektionistische Aktivisten, die immer viel mehr tun, viel mehr leisten, als verlangt wird. Das betrifft Beruf wie Privatleben gleichwohl. Sie agieren so lange im Übermaß, bis sie eines Tages zusammenbrechen und ein paar Tage Ruhe brauchen, um wieder neu „durchzustarten". Das also ist das Thema. Unmittelbar dahinter steht ein unerbittliches Leistungsprinzip mit einem Anerkennungsdefizit seitens des Vaters, repräsentiert durch Nux-vomica. Hinter diesem steht wiederum der unerbittliche Drang nach Anerkennung mit einer großen Versagensangst, weil so gut wie kein Selbstvertrauen vorhanden ist, deshalb steht hier Lycopodium. Wenn das alles bearbeitet wurde, ist es erst möglich, die energetische Ausblutung (durch übermäßiges Tun) zu stoppen, das heißt jetzt kommt Capsella zum Einsatz. Das Ziel ist Sabal. Diese Pflanze steht für eine Balance im (männlichen) Tun.

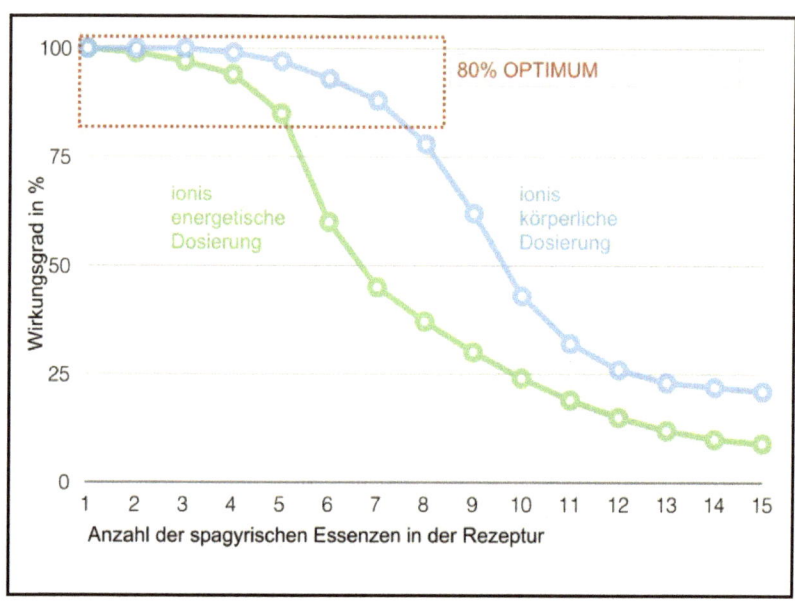

Abb. Nr. 8 Wirkungsgrade von spagyrischen Mischungen

Kombi-Rezepturen

Kombinierte Rezepturen aus *körperlich* und *energetisch* verwendet man vor allem bei körperlichen Indikationen, bei denen ein oder zwei energetische Elemente gleich mit Platz finden, um nicht eine eigene psychogene Rezeptur parallel dazu geben zu müssen. Es kommt sogar vor, dass körperliche Rezepturen erst richtig greifen, wenn diese energetische Komponente *mit* in der Flasche integriert ist.

Von den Grundsätzen her gelten die Richtlinien der *körperlichen* und *energetischen*, wobei die körperlichen Regeln überwiegen. Allerdings sollte man bei aufwändigeren energetischen Belangen immer eine eigene, in sich geschlossene psychogene Mischung zur körperlichen parallel dazu geben, weil

52

man sonst die eigentlich körperliche Rezeptur überfordern würde.

Beim Einfügen der energetischen/psychogenen Elemente in eine Rezeptur gibt es grundsätzlich zwei Möglichkeiten:

a) ein körperlicher und ein energetischer Block, angegeben in Prozent, Problem: Angstpflanzen sind nicht immer an der richtigen Stelle,

b) eine Art Reihenfolge-Rezeptur, in die die energetischen Elemente mit wesentlich geringerer Menge ihren (algorithmisch) passenden Platz einnehmen; hier gibt es auch die Möglichkeit, eine körperliche Mischung mit einer energetischen Komponente zu beginnen, wenn diese das eigentliche Thema sein sollte, welches hinter der körperlichen Erkrankung steht.

Lösung b) ist die eindeutig bessere, daher möchte ich a) erst gar nicht praktisch vorstellen, nur erwähnen, dass es so etwas gibt und ich solche Rezepturen nur dann verwende, wenn auch die Positionen der Pflanzen stimmig sind.

Nun, die Struktur einer kombinierten Rezeptur könnte so aussehen:

Titel: Erkrankung xy
50ml mit Pipette

- (optional: 1ml bis 3ml Pflanze die energetisch eine einleitende Funktion hat, z.B. Loslassen)
- Kardinalpflanze der Erkrankung
- weitere Kardinalpflanze oder Pflanze die in zweiter Ebene damit zu tun hat
- Pflanze die - wie auch immer - mit der Erkrankung zu tun hat

- Pflanze(n) der nachhaltig gewünschten Wirkung (in etwa) .
- 1ml bis 3ml Pflanze, die energetisch einen runden Abschluss bildet oder nachhaltiges Bewusstsein auflegt

Energetische Essenzen können auch irgendwo in der Mitte angesiedelt sein, wo sie halt Sinn machen. Ob man nun 1ml, 2ml oder 3ml schreibt, hängt von der Flaschengröße ab und welche Ebene der *Feinstofflichkeit* man von der Pflanze abverlangt. Es könnten als Menge auch nur 3 Tropfen sein, wenn man energetisch davon nur einen Hauch haben möchte und eine noch höhere Schwingungsebene anspricht.

Versuchen wir auch hier ein passendes Beispiel heranzuziehen:

Titel: Starkes ADHS bei Jugendlichen (über 8 Jahren) entschärfen
50ml mit Pipette

- Datura stramonium
- 1)
- Eleutherococcus senticosus
- 2)
- Impatients glandulifera
- Ginkgo biloba
- 3ml Verbena officinalis
- 3ml Daucus carota

Dosierung *körperlich*

Datura ist sowohl Kardinalpflanze bei ADHS als auch das eigentliche Thema: Unruhe, extreme Wutausbrüche, psychotisches Erscheinen, Gewalttätigkeit. Eleutherococcus verdient als tragende Mitursache den zweiten Platz: Stress, Überlastung, geschwächte Nebennieren. Impatiens drückt noch einmal ganz besonders die Ungeduld und die Reizbarkeit durch Stress aus. Ginkgo behandelt die mit dem Kernthema zusammenhängenden Lernstörungen und die Verhaltensauffälligkeiten. Die energetische Verbena sorgt für einen klaren Kopf und schließlich trägt die seelisch-geistige Daucus das Ziel: Zentrierung, Mittigkeit, Konzentration.

Hätte man Verbena und Daucus zu gleichen Teilen wie die anderen Pflanzen, das heißt *körperlich,* in die Mischung eingesetzt, dann würde sie einiges an Treffsicherheit sicher verlieren, weil es ein großer Unterschied ist, ob wir eine Pflanze *energetisch* oder *körperlich* zur Anwendung bringen. Hierfür muss man unbedingt die energetischen (seelisch-geistigen, psycho-genen) und körperlichen Bedeutungen der Pflanzen nachlesen können (*Spagyrik Datenbank Passiflora*).

Unter 1) könnte man optional Veratrum album hinzufügen. Das würde man dann tun, wenn die Verhaltensweisen des Kindes kaum noch kontrollierbar sind und eine Einlieferung in die Psychiatrie bald unausweichlich scheint.

Bei 2) sollte man optional Ephedra distachya einfügen, wenn der Stress so groß ist, dass Eleutherococcus alleine nicht mehr reicht.

Was die hormonell wirksamen, körperlichen Rezepturen angeht, möchte ich an dieser Stelle darauf hinweisen, dass man mit einer falschen Hormon-Rezeptur sehr wohl auch Fehler machen kann. Gerade im hormonellen Bereich gibt es streng einzuhaltende Gesetzmäßigkeiten, weil sonst eine Mischung unter Umständen nicht vertragen wird. Dabei passiert nichts Schlimmes, wenn man die Anwendung dann absetzt, ist in ein bis drei Tagen alles wieder im Lot. Hier liegt der Grund, warum ich das Buch[17] *Spagyrische Hormonregulation – Die körpereigenen Hormone nachhaltig aktivieren* geschrieben habe, damit so etwas erst gar nicht eintritt.

Zauber-Rezepturen

Die Spagyrik ist unbestritten eine Form der weißen Magie. Als solche lassen sich mit ihr - über die obigen drei Varianten hinaus - auch ganz besondere Rezepturen erschaffen, die ich *magische* oder *Zauberrezepturen* nenne. Wer mit diesen Mischungen einmal konfrontiert wurde und sie mit eindeutigem Erfolg hat ausprobieren können, der wird von der Spagyrik nicht mehr ablassen. Hier liegt ein nach oben offenes, unbegrenztes Potential an auf die Erde gebrachten Wundern. Es überrascht nicht, dass bei magischen Rezepturen ganz andere Gesetze gelten, nicht nur für die Rezeptur selbst. Magische Rezepturen zu entwerfen, braucht viel Intuition (haben wir alle!) und eine gut gemittete innere Haltung. Ende des Jahres 2020 oder Anfang 2021wird ein eigenes Buch zu diesem ganz besonderen Thema erscheinen.

[17] Hans Gerhard Wicklein, Spagyrische Hormonregulation – Die körpereigenen Hormone nachhaltig aktivieren, BOD Norderstedt Oktober 2019

DOSIERUNGEN

Dosierungen sind immer herstellerabhängig. Die ich in diesem Buch angebe, beziehen sich immer auf die i*onis* Spagyrik.

Dosierungen verändern sich nicht, ob wir Einzel-essenzen einnehmen oder Mischungen mit zwei, drei..., oder sieben Pflanzen. Für Anfänger der Spagyrik ist das immer völlig unverständlich. Der Grund ist, dass wir es immer mit einer *energetischen* Spagyrik zu tun haben, die im Team agiert. Die Stofflichkeit spielt mit, sie ist ganz wichtig, aber nicht das Entscheidende bei der Dosierung.

Spagyrik kann man per Tropfen oder Spray und per Salbe anwenden. In Salbengrundlagen bringt man ca. 15% bis 20% des gemischten Destillats ein. Bei körperlichen Behandlungen, erst recht in der Hormontherapie, interessiert uns vorwiegend nur die orale Tropfeneinnahme, weil ein Sprühen in den Mund leider keine exakte Dosierung ermöglicht - diese ist aber häufig unabdingbar. Sprühköpfe haben nicht nur extrem unterschiedliche Qualitäten, sondern auch signifikant unterschiedliche Dimensionen, dass sie von 1,5 bis 3,5 Tropfen pro Hub transportieren können. Dennoch zeigen Sprühanwendungen in den Mund auch einen entscheidenden Vorteil: Die ätherischen Öle der Destillate werden intensiver aufgenommen und ältere Patienten tun sich bei der Einnahme viel leichter.

Es lassen sich drei Dosierungsebenen unterscheiden:

1. Energetisch, mental-seelisch-geistig, psychogen

2 bis 4 x tägl. 1 bis 4 Tropfen. 1 Tropfen wirkt eher mental, das heißt die Wirkung berührt nicht die Emotion, die anderen Dosierungen schon. Optimal energetisch sind 3 x 3 Tropfen. Alternativ können energetische Mischungen auch in die Aura gesprüht werden. Es hängt vom Klienten/Patienten[18] und von der Art der Rezeptur ab, ob die orale Einnahme oder Sprühen vielversprechender ist. Grundsätzlich sind sie im energetischen Bereich gleichwertig.

2. Hormonell

2 bis 4 x tägl. 5 (bis 6) Tropfen. Bei vielen - aber nicht allen - hormonellen Rezepturen kann man auch höher, das heißt rein *körperlich* dosieren.

3. Körperlich

2 bis 3 x tägl. 6 bis 10 Tropfen. Optimal körperlich sind 3 x 8. Im Notfall bis zu 12 Tropfen als Einmalgabe.

Die Aufnahme der Destillate ist immer am besten, wenn man die Tropfen auf die Zunge gibt und lange im Mund behält. Wer meint, diese unbedingt mit Wasser einnehmen zu müssen, darf das natürlich tun.

Die Einnahme sollte einen Abstand zu Mahlzeiten oder Getränken (außer Wasser) von mindestens 20 Minuten aufweisen. Bei der Verabreichung von mehreren Spagyrika reichen grundsätzlich auch 20 Minuten Abstand, aber 1 Stunde wäre prinzipiell noch besser.

---

18 Bei sehr kritischen, eher materialistisch eingestellten Klienten sollte man auf die Aura-Sprühanwendung verzichten, denn diese würden dadurch in ihrer Tendenz zum Unglauben noch gestärkt werden und die Behandlung als Esoterik abtun, was einer Heilungsverweigerung gleichkäme.

Spätestens hier kommt in Seminaren immer die Frage, wie man bei Kindern oral dosiert. Ich bin der festen Überzeugung, dass körperliche Mischungen nicht vor dem Alter von 8 Jahren und spagyrische Hormonmittel erst nach Abschluss der (biologischen) Pubertät verabreicht werden sollten - dann bereits mit Dosierungen für Erwachsene. Ganz wenige Ausnahmen lasse ich zu: Wenn Kinder zum Beispiel durch ADHS-Symptome die Einnahme von *Ritalin* (und gleichwertig) oder gar die Einweisung in eine Klinik riskieren und ähnliche Fälle.

Die Dosierungen für Kinder kann man über das Körpergewicht „herunterrechnen", was aber immer eine sehr unsichere Sache bleibt. Viel besser wäre es, die Tropfenzahl kinesiologisch auszutesten, wer das als Therapeut sicher beherrscht. Kinder unter 8 Jahren würde ich – wie schon erwähnt - oral spagyrisch nicht behandeln, weil die Alchemie bei Kindern zu heftig wirkt, ob *mit* oder *ohne* Hormonpflanzen.

Nun zur Berechnung, zum Beispiel ein Kind mit 10 Jahren wiegt 35 kg. Die körperliche Dosierung beim Erwachsenen (Standard 75kg) von zum Beispiel 8 Tropfen würde reduziert werden auf:

(8 : 75kg) x 35kg = 3,7 also 4 Tropfen.

Die Spagyrik ist auch eine wunderbare Therapieform bei Hunden und Pferden. Die Behandlungszeiten sind deutlich kürzer als beim Menschen. Pferde dosiert man wie erwachsene Menschen, Hunde über diese Formel:

Dosierung: 3 x täglich 0,15 Tropfen pro kg Körpergewicht (immer aufrunden), auf die Zunge geben oder abschlecken lassen.

Warum Pferde trotz ihrer enormen Körpermasse die gleiche Dosierung wie Menschen erhalten, zeigt Laien, dass

Spagyrik immer eine Kombination aus Stofflichkeit und Energetik ist, ganz abgesehen davon, dass Pferde hochsensible Wesen sind, die einfach viel intensiver auf Spagyrika reagieren.

DAUER DER ANWENDUNGEN

Hinsichtlich der Dauer der Einnahme von Spagyrika lassen sich keine generellen Vorgaben aufstellen, nur grobe Rahmen, zum Beispiel:

- grippaler Infekt, akute Entzündungen: bis 10 Tage
- Anstoßen eines psychogenen Prozesses: 1 bis 3 Wochen
- Leberbehandlung: 6 Wochen
- psychogener Prozess, vollständig: 6 bis 8 Wochen
- hormonelle Behandlung: 6 bis 10 Wochen
- krebsbegleitende Behandlung, Darmsanierungen 2 bis 3 Monate (allerdings immer wieder mit leichten Rezepturvarianten)

Hier hat die häufig gestellte Frage Platz, ob es bei der Anwendung von Spagyrika zu sogenannten *Erstverschlimmerungen* kommt. In 97% alle Behandlung würde ich das klar verneinen. Natürlich gibt es Ausnahmen, zum Beispiel bei der sehr gründlich arbeitenden Rezeptur „Urgrund der Ängste löschen". Hier treten erfahrungsgemäß fast immer somatisierende Symptome auf, allerdings keine belastenden Ängste. Anwendungen dieser Art kann man dann auch einmal kurz pausieren oder in der Dosierung erleichternd verändern.

BEZUGSQUELLEN / APOTHEKEN

Spagyrische Destillate sind Arzneimittel und dürfen daher nur in Apotheken gemischt und über letztere bezogen werden.

Apotheken, die *ionis* Spagyrik aufnehmen und intensiv mit Therapeuten zusammenarbeiten möchten, kommen nicht umhin, ein Vollsortiment von circa 175 Pflanzen aufzunehmen. Es versteht sich von selbst, dass das nur Apotheken machen, bei denen die Inhaber mit Herzblut hinter der *ionis* Spagyrik stehen. Das Netz der Apotheken kann schon allein aus diesem Grund nicht flächendeckend sein. Aber keine Sorge, alle Apotheken mit Vollsortiment versenden selbstverständlich Mittel zügig per Post.

Mir bestens bekannte Apotheken, die ein Vollsortiment führen, findet man auf meiner Homepage unter:
https://spagyrikakademie.at/spagyrik/apotheken/
Darunter sind auch einige die gleichwohl die Mineral- und Metallspagyrik führen.

REZEPTURBEISPIELE AUS DEM BUCH DER REZEPTUREN

AL02 – Heuschnupfen / Pollinosis (symptomatisch)
50ml

Cardiospermum halicacabum
Aralia racemose
Euphrasia officinalis
Ephedra distachya
Propolis
Urtica dioica
E

Dos 3x8 bis 3x10, je nach Grad des allergischen Geschehens

Hinweise: Progesteronmangel überprüfen. Eventuell parallel dazu ein Mittel „Östrogendominanz", aber nicht dauerhaft, sonst wird zu viel Testosteron und damit zu viel Aggression gebildet, die eine Allergie dann wieder eher fördert.
Bei Lungenbeteiligung unbedingt parallel dazu ein zusätzliches Mittel zur Erhöhung der Stressbelastbarkeit.
Histaminhaltige NM alle weglassen, kein Alkohol!

E) Einfüge-Optionen:
Galphimia glauca (Thryallis glauca) *Heuschnupfen, allergische Bindehautentzündung, antiallergisch, Asthma, beruhigend sowie stimmungsaufhellend*
Allium cepa *wenn Schleimhäute der Augen und der Nase besonders angegriffen sind*
Juniperus communis *besonderes Schutzbedürfnis, wenn man sich in der Isolation verschanzt*
Nicotiana tabacum *Erstickungsangst*
Taraxacum officinale *bei allergischen Reaktionen auf Löwenzahnblüten und gleichzeitig belasteter Leber*
Solanum dulcamara *bei intensiver Lungenbeteiligung*
5% Cuprum oxydatum nigrum D7, spag.Glückselig *reduziert Neigung zu*

AN02 – Nervosität, Unruhe, Anspannung
30ml

Avena sativa
E1
Piper methysticum
Rauwolfia serpentina
Hypericum perforatum
Valeriana officinalis
E2

Dos 3 x5 bis 3 x 8

Hinweis: Achtung mögliches Paradoxverhalten bei Anwendung der
Valeriana officinalis länger als 14 Tage! (dann durch Lavandula + Passiflora
als 1 Teil ersetzen)

E1 Einfüge-Optionen:
Aconitum napellus *nervöse Erregung, irrationale Angst, Panik, Verzweiflung,
Hyperaktivität, Schlaflosigkeit bis 4 Uhr morgens, Herzbeklemmung*
Coffea arabica *Sinnesüberreizung, bis spät arbeiten/fernsehen, Neuralgien,
Migräne, nebennierenstärkend*
Gelsemium sempervirens *bei konkreten Versagensängsten, extreme
Stressempfindlichkeit*
Lavandula officinalis *stressbedingte nervöse Organstörungen, erheblich
nervenstärkend, fehlende Abgrenzung*
Passiflora incarnata *Stress als Unruhe des Herzens mit Herzbeschwerden, Druck
aufs Herz*

E2 Einfüge-Optionen:
Melissa officinalis *Zukunftssorgen, Unruhe, Nervosität, Ängste, depressive
Verstimmungen, harmonisierend auf die Schilddrüse*
Urtica dioica *fundamentale Nebennierenstärkung, dünne Nerven, Erschöpfung*
10% Magnesium phosphoricum D6, spag.Glückselig *Nervenberuhigung*

AN03 – Schlafprobleme bei gedanklicher Hyperaktivität
50ml

Coffea arabica
E1
Piper methysticum
Avena sativa
E2
Urtica dioica

Dos 3 x5 bis 3 x 8 oder 30min vor dem Schlafen mit 8 Tropfen

Hinweis: Urtica dioica könnte man beim beruflich geforderten Mann durch Sabal serrulatum ersetzen

E1 Einfüge-Optionen:
Gelsemium sempervirens *bei konkreten Versagensängsten*
Lavandula officinalis *fehlende Abgrenzung*
Aconitum napellus *nervöse Erregung, irrationale Angst, Panik, Verzweiflung, Hyperaktivität, Schlaflosigkeit bis 4 Uhr morgens*
Viscum album *wenn negative schwermütige Gedanken den Schlaf behindern, nicht bei Neigung zu Hypotonie*
Melissa officinals *wenn Sorgen schlaflos machen und aufs Herz schlagen*
nur 1ml Humulus lupulus *Nervosität, nervöse/hormonelle Überreizung, Loslassen*
nur 1ml Bryonia alba *Schlafmangel durch Existenzangst, Verarmungsangst*

E2 Einfüge-Optionen:
Valeriana officinalis *schlaffördernd durch Einfluss auf Schilddrüse und durch Erdung, Achtung Paradoxverhalten bei längerer Anwendung!*
Lycopodium clavatum *tiefe Erschöpfung (die durch Aufgedrehtheit als solche nicht erkannt wird), Stress aus dem Innern durch Perfektionismus, wenn Öffentlichkeit gesucht wird und sie aber auch stresst, Lampenfieber*
Rauwolfia serpentina *bei starken körperlichen Verspannungen, natürliches Neuroleptikum, Erregung*
Strychnos nux-vomica *für alle, die die Arbeit im Wert über das Privatleben stellen, unbedingt zu erwägen*

Durch die drei Beispiele sollte erkennbar sein, dass man selbst mit noch wenig spagyrischem Wissen oder Erfahrung trotzdem zügig „loslegen" kann. Es gibt immer ein Standardrezeptur, die man auch ohne Optionen verwenden könnte. Mit Optionen erhöht sich die Trefferquote um ca. 10 bis 20 Prozent, also nicht unerheblich. Bei den Optionen ist immer sehr genau beschrieben, wann man sie einsetzen sollte. Ferner sind bei den allermeisten Rezepturen auch wirklich brauchbare Hinweise auf medizinische oder energetische Zusammenhänge sowie spagyrische Besonderheiten eingefügt. Das Therapieren wird so deutlich leichter und man bekommt auch mehr Sicherheit.

ÜBER DEN AUTOR

Hans Gerhard Wicklein, Jahrgang 1957, brauchte wie viele

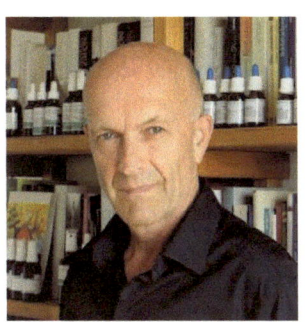

andere nach einem ereignisreichen Leben in der rollenhaften Matrix einen Wink des Schicksals, um sich in der Mitte des Lebens an seinen Jugendtraum zu erinnern und Heiler zu werden. Noch während der Ausbildung zum Heilpraktiker beschäftigte er sich intensiv mit allen Formen der Ernährung als Heiltherapie, insbesondere mit Metabolic Typing und den Konzepten der Krebsärztin *Dr. Galina Schatalova*. Als Heilpraktiker mit eigener Praxis in Deutschland begann er mit der *Psychosomatischen Energetik PSE nach Drs. Banis (Rubimed)*, entpuppte sich dabei als autodidaktischer, empathischer Analytiker, dem nichts verborgen blieb und der immer die Ursache hinter der scheinbaren Ursache suchte. Tief unzufrieden über die ihm bis dato bekannten hormonellen Behandlungsmöglichkeiten fand er zur *Energetischen Spagyrik*, die ihn sogleich mit Herzblut erfüllte. Weil man in der tradierten alchemistischen Spagyrik mit der Weitergabe von einschlägigem Wissen eher geizt und gerne ein Geheimnis daraus macht, schlug er erneut einen autodidaktischen Weg ein und analysierte so lange wirksame Rezepturen von Meistern, bis er eines Tages die Wirkweise von Spagyrik im Kern begriff. Seitens des Herstellers *Phylak* (spag.Zimpel) wurde ihm dann eine Referententätigkeit angeboten, die er drei Jahre lang mit Erfolg und viel gewonnenem

Wissen und Lehrerfahrungen ausübte. In dieser Zeit lernte er die Geistheilerin *Jana Haas* kennen und wurde sich durch sie mehr und mehr bewusst, dass an seinen Rezepturen immer Helferlinge aus der lichtvollen geistigen Welt beteiligt waren. Eines Tages bekam er den Impuls, seinen spagyrischen Horizont zu erweitern und den Schatz wunderbarer neuer Pflanzen zu bergen. Er entdeckte die *ionis* Spagyrik mit ihren Hunderten von Destillaten. Im Jahr 2016 gründete er seine *„Online-Akademie Energetische Spagyrik"*. Er lebt heute in Kärnten/ Österreich, lehrt im deutschsprachigen Raum *spag.ionis* und *spag.Glückselig* und kann inzwischen auf 13 Jahre intensive spagyrische Praxis-Erfahrungen zurückblicken.

KONTAKT
zum Autor

Fragen und Anregungen:
mail@spagyrikakademie.at

Seminare, Webinare, Beratungen:
https://spagyrikakademie.at
https://spagyrik.edudip.com/webinars
You Tube Kanal:
Unter „Akademie Energetische Spagyrik" suchen

WEITERE VERÖFFENTLICHUNGEN

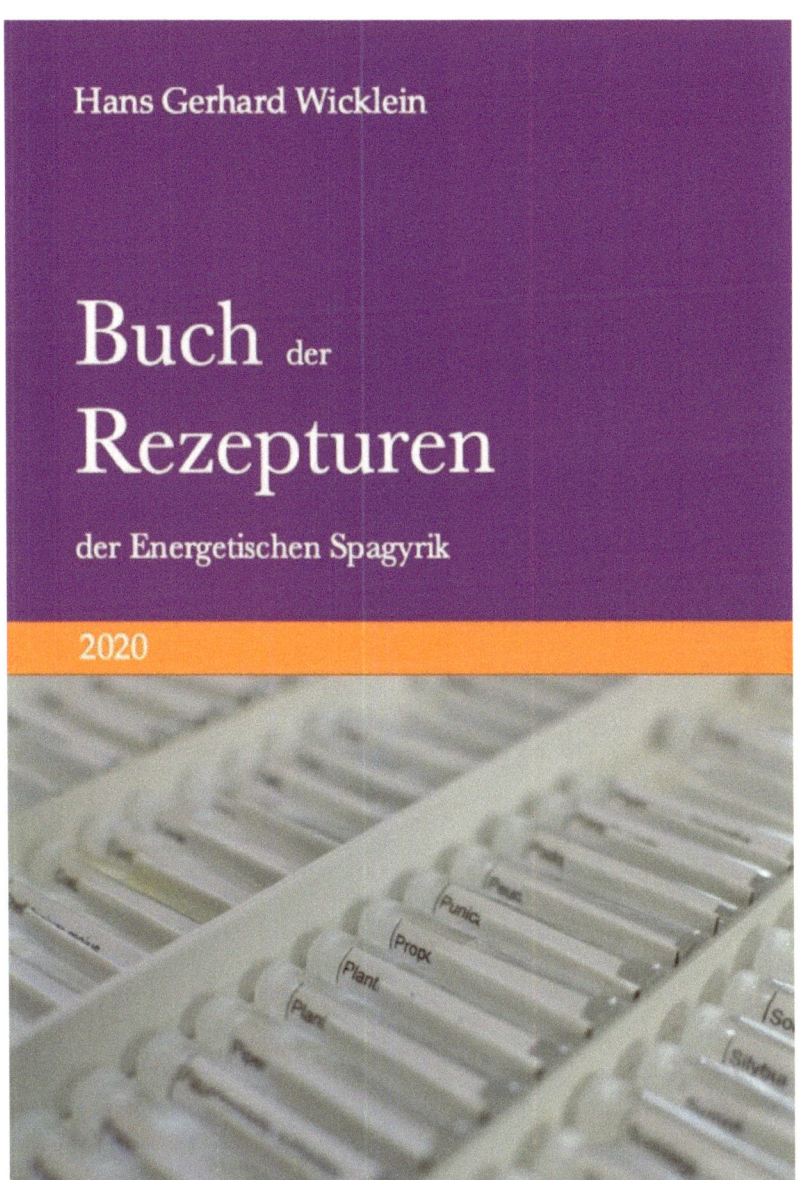

Hans Gerhard Wicklein

Buch der
Rezepturen

der Energetischen Spagyrik

2020

Hans Gerhard Wicklein
Giorgio Wicklein

Arzneimittelbilder
der
Spagyrik

Psychogene und körperliche Indikationen

Hans Gerhard Wicklein

Spagyrische Hormonregulation

Die körpereigenen Hormone natürlich und
nachhaltig aktivieren

Lehr- und Arbeitsbuch

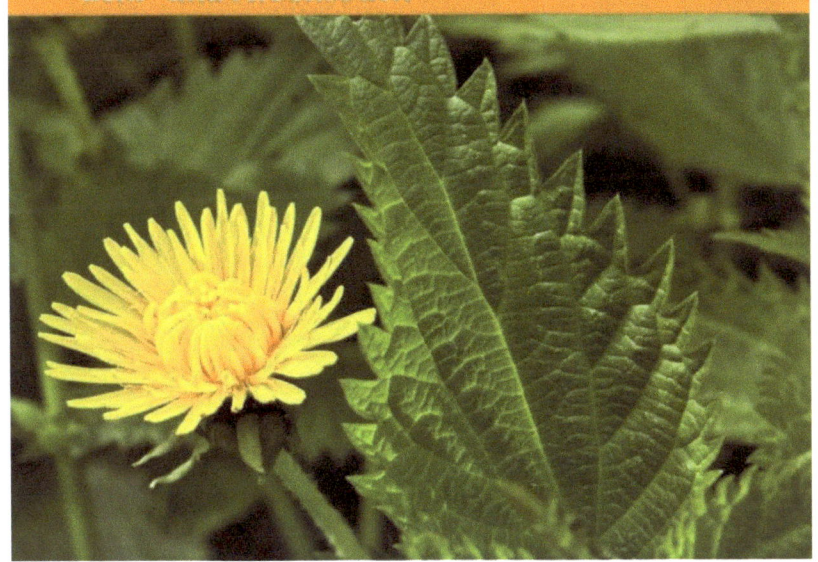

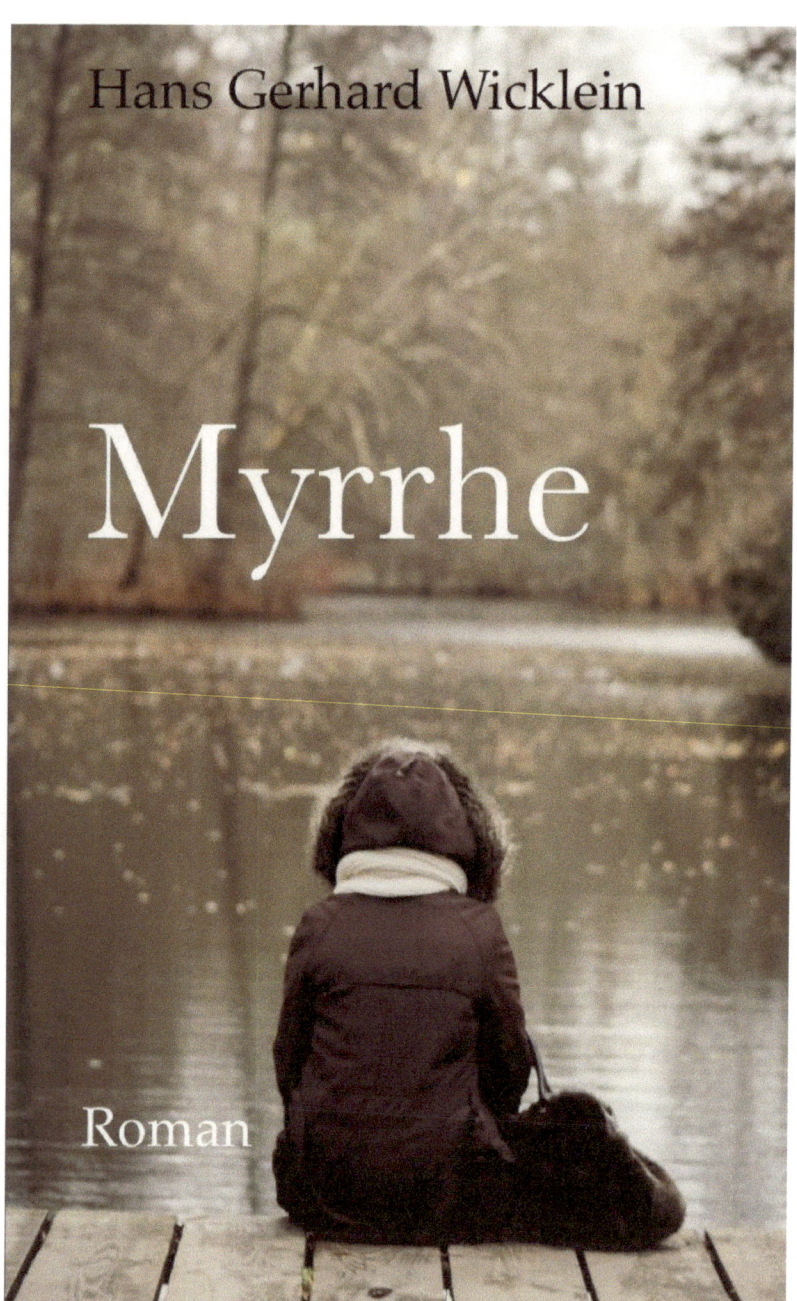

Hans Gerhard Wicklein

Myrrhe

Roman

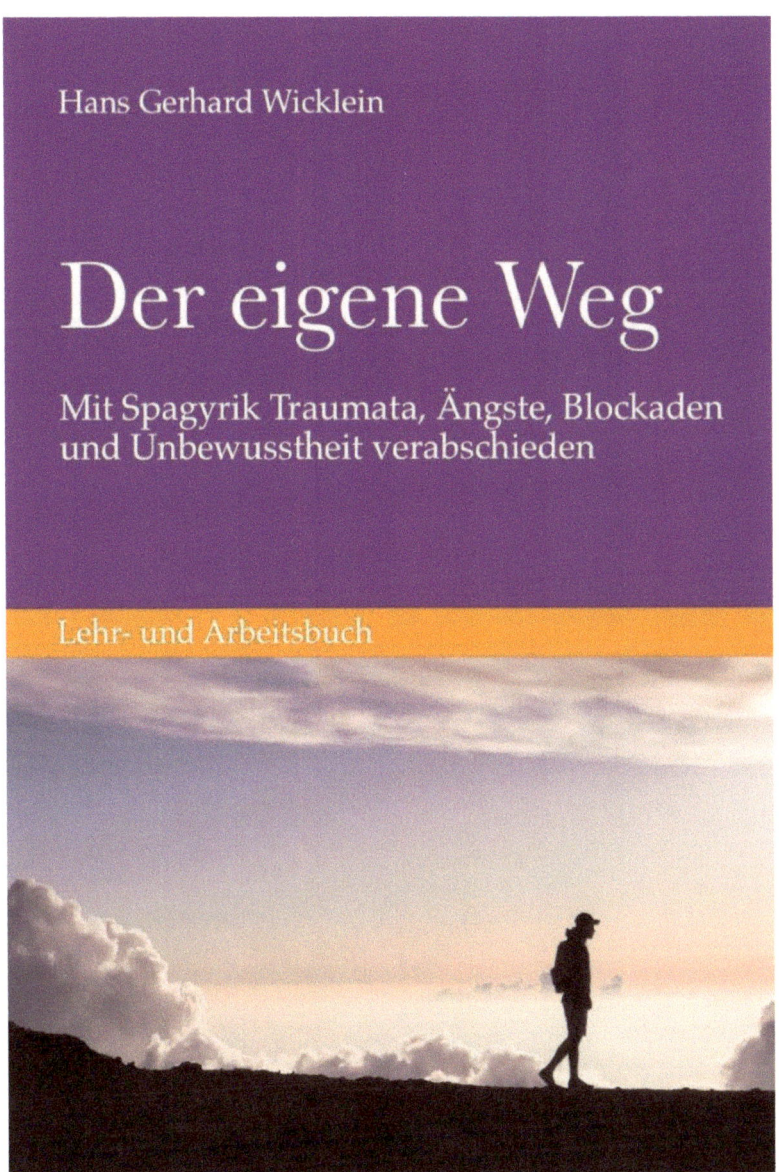

Hans Gerhard Wicklein

Der eigene Weg

Mit Spagyrik Traumata, Ängste, Blockaden
und Unbewusstheit verabschieden

Lehr- und Arbeitsbuch

Hans Gerhard Wicklein

Spagyrische Zauberrezepturen

Lehr- und Arbeitsbuch

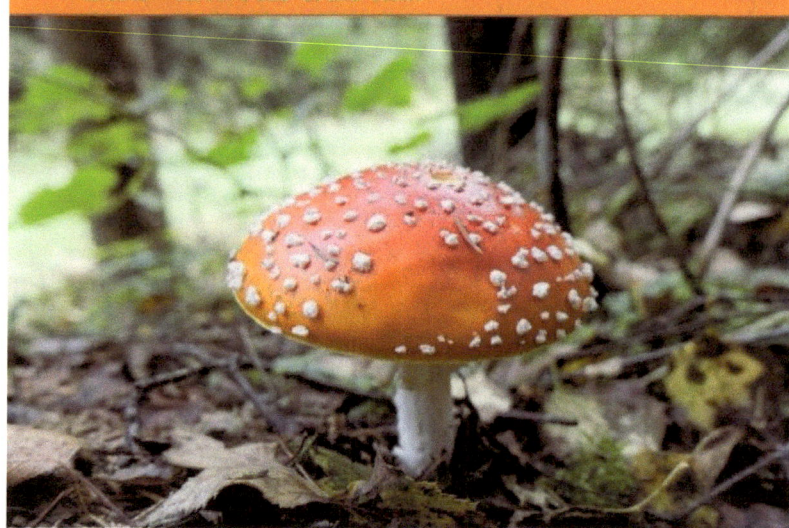